Própolis

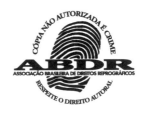

Dados Internacionais de Catalogação na Publicação (CIP)
(Câmara Brasileira do Livro, SP, Brasil)

Bretz, Walter
  Própolis : muito além de um antibiótico natural / Walter Bretz. – Petrópolis, RJ : Vozes, 2020 – (Coleção Medicina Alternativa).

  Bibliografia.
  ISBN 978-85-326-6294-1

  1. Própolis 2. Própolis – Uso terapêutico I. Título. II. Série.

19-29369   CDD-615.36

Índices para catálogo sistemático:
1. Própolis : Medicina alternativa   615.36

Cibele Maria Dias – Bibliotecária – CRB-8/9427

Walter Bretz

Própolis

Muito além de um antibiótico natural

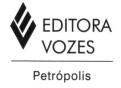

EDITORA
VOZES

Petrópolis

© 2020, Editora Vozes Ltda.
Rua Frei Luís, 100
25689-900 Petrópolis, RJ
www.vozes.com.br
Brasil

Todos os direitos reservados. Nenhuma parte desta obra poderá ser reproduzida ou transmitida por qualquer forma e/ou quaisquer meios (eletrônico ou mecânico, incluindo fotocópia e gravação) ou arquivada em qualquer sistema ou banco de dados sem permissão escrita da editora.

CONSELHO EDITORIAL

Diretor
Gilberto Gonçalves Garcia

Editores
Aline dos Santos Carneiro
Edrian Josué Pasini
Marilac Loraine Oleniki
Welder Lancieri Marchini

Conselheiros
Francisco Morás
Ludovico Garmus
Teobaldo Heidemann
Volney J. Berkenbrock

Secretário executivo
João Batista Kreuch

Editoração: Leonardo A.R.T. dos Santos
Diagramação: Mania de criar
Revisão gráfica: Nilton Braz da Rocha
Capa: Rafael Nicolaevsky

ISBN 978-85-326-6294-1

Editado conforme o novo acordo ortográfico.

Este livro foi composto e impresso pela Editora Vozes Ltda.

*A meu pai, que me sugeriu pesquisar a própolis.
Sem ele esta obra não existiria.*

Agradecimentos

Meus agradecimentos aos artistas que confeccionaram as ilustrações usadas neste livro, em especial a Freepik.com como usuário Premium. Agradecimentos a grmarc/Freepik, brgfx/Freepik e rawpixel.com/Freepik. Alexas fotos, Myriams fotos e Hans Braxmeier do site da Pixabay, Janleru, Gerhard Gellinger, Brianna Melanie e Bonnie Kittle do site da Unsplash. Da mesma forma reconhecemos as contribuições dos sites getdrawings.com, Free-vector e 123RF.

Um agradecimento muito especial à Monica Martinez. Fui buscá-la 20 anos depois de ler uma matéria sobre a própolis que ela escreveu na *Revista Saúde*, da Editora Abril, em 1996. Espetacular como ela comunicou de forma simples e elegante os múltiplos usos da própolis. O linguajar deste livro foi todo lapidado por ela. Que bom que a encontrei, por você leitor, e também por mim.

Por último eu dedico este livro à minha companheira e aos meus filhos. Eles são minha fonte de inspiração e me fazem respirar e seguir em frente todo dia.

Sumário

Prefácio, 13

Nota do autor para o leitor, 15

O que é a própolis?, 19

Dez relatos de usos possíveis, 21

Abelhas produtoras e polinização, 27

    O som como sincronizador social, 28

    Espécies de abelhas, 30

    Tipos de própolis, 31

    Uma questão de cor: marrom, verde e vermelha, 32

    Afinal, o que a própolis tem?, 35

    As doze propriedades terapêuticas comprovadas, 38

        1 Analgésica/anestésica, 41

        2 Antifúngica (contra fungos), 41

        3 Anti-helmíntica (atividade contra parasitas), 42

        4 Antioxidante, 42

        5 Anti-inflamatória, 43

        6 Antimicrobiana (antibacteriana), 43

7 Antiprotozoária, 45

8 Antiviral, 45

9 Antitumoral (anticâncer), 46

10 Hepatoprotetora, 47

11 Imunomodulatória, 47

12 Regeneradora de tecidos, 48

Produção e coleta da própolis, 49

Fatores que influenciam a produção da própolis, 50

Extração da própolis, 51

Um mercado em ascensão, 52

A própolis na tecnologia de alimentos, 54

Uso da própolis na indústria de cosméticos, 55

Bula ou manual do bom uso, 57

Uso da própolis em preparações farmacêuticas e cosméticas, 58

Acne, 59

Candidíase, 59

Cicatrização de espinhas, 59

Curativos à base de própolis para feridas, queimaduras e cortes, 59

Desintoxicante, estimulador do sistema imune e anti-inflamatório, 59

Dor de garganta, 59

Dor de ouvido, 59

Gripe, 60

Enxaguantes bucais e uso oral, 60

Herpes simplex, 60

Herpes genital, 60

Higiene bucal, 60

Infecções respiratórias, 60

Infecções e inflamações da boca, 60

Limpeza de pele, 61

Problemas respiratórios, 61

Rejuvenescimento da pele, 61

Condições inflamatórias crônicas e agudas, 61

Lesões esportivas, picadas, torções, sinusite e rinite alérgica, 61

Mofo no ambiente, 61

Interação medicamentosa e fitoterápica, 61

Reações alérgicas, 62

Uso da própolis durante a gravidez/amamentação, 63

Posfácio – Uma conclusão em aberto, 65

Adendo – Os principais estudos científicos, 67

Sites para consulta científica sobre a própolis, 89

Prefácio

A natureza é de uma capacidade imensa de nos surpreender e encantar, com a riqueza de transformações que ela nos propicia. O exemplo da metamorfose da borboleta é clássico, pois ela já existe na lagarta que se encontra dentro do casulo e que, ao romper essa cutícula, já está perfeitamente apta para voar. Quem não conhece essa maravilha natural, vê a borboleta, aprecia sua beleza e deixa de lado o processo que permite que ela se desenvolva e nos brinde com o seu esplendor. Muitos e muitos outros presentes nos são concedidos pela natureza e precisam (ou ao menos deveriam) receber nossa atenção especial.

Nada acontece por acaso. A nossa acuidade deve estar sempre pronta a questionar, a interrogar, a querer saber o porquê das coisas. É a partir dessa atitude que desenvolvemos o nosso conhecimento das maravilhas que nos cercam.

O momento que vivemos exige de nós uma atitude transformadora, com o intuito de preservar a harmonia do ser humano com tudo o que está ao seu redor. As queixas contra as agressões sofridas pelo nosso planeta passam pelo descaso e, não raro, pela falta de conhecimento do que está acontecendo no nosso cotidiano. O tempo, de fato, não para. Por isso, o uso crescente dos recursos naturais sem conhecimento e respeito nos distancia cada vez mais da possibilidade de poder aproveitar da riqueza e generosidade da natureza. Recursos esses que, sendo estudados, podem ter toda a sua potencialidade voltada para o bem-estar do ser humano.

Numa sociedade em que o foco é o avanço tecnológico, as dádivas da natureza não recebem o valor devido. Este livro, portanto, tem uma proposta clara e bem-vinda: dar à própolis o que é da própolis e garantir o seu lugar de direito no cenário da terapêutica.

*Walter Antonio Geoffroy Bretz**

---

* Descendentes de Bingen am Rhein, na Alemanha, os Bretz imigraram para o Brasil no final do século XIX para a Região Serrana do Rio de Janeiro. Walter Antonio Geoffroy Bretz, pai do autor desta obra, é cirurgião-dentista na cidade de Petrópolis/RJ, onde atua há 50 anos, empregando com sucesso a própolis há 30 anos.

Nota do autor para o leitor

Recém-graduado em Odontologia pela Universidade Federal do Rio de Janeiro (UFRJ), eu cheguei à cidade de Ann Arbor, no industrializado Estado de Michigan, localizado na região Norte-nordeste dos Estados Unidos, em 8 de setembro de 1983.

Eu tinha 23 anos, duas malas nas mãos e um objetivo na cabeça: iniciar um programa de Mestrado em Reabilitação Oral na Universidade de Michigan. Na época, eu havia sido premiado com uma bolsa de estudos e estava feliz com a possibilidade de trilhar aquela nova etapa na minha vida.

Mas ao final do primeiro ano tudo mudou. Ao ser exposto aos desafiadores conceitos do mundo de pesquisa graças ao Professor Walter Loesche, que mais tarde se tornou meu mentor, colaborador e amigo, eu... abandonei o mestrado. Não, caro leitor. Eu não joguei a toalha. Eu simplesmente me entreguei ao fascinante mundo da pesquisa com ênfase nas áreas de microbiologia médica, saúde pública e genética. Por um bom tempo não voltei para o Brasil. Concluí o doutorado centrado em microbiologia, tornei-me professor na Universidade de Michigan e, mais tarde, em outros centros de excelência nos Estados Unidos. Passaram-se *30 anos* e hoje, em 2019, aos 58 anos, encontro-me no Brasil acabando de escrever este livro.

A obra, aliás, teve sua origem de uma maneira peculiar. Eu estava no início da minha carreira, focada em pesquisas sobre testes de diagnóstico para infecções orais quando, numa de minhas viagens ao Brasil, em 1988, fui apresentado à própolis. Naquela época, meu pai era (e ainda é) um clínico na área de doenças de gengiva. Numa consulta inicial com ele, uma paciente comentou que seu médico homeopata havia sugerido o uso da própolis para o tratamento da alteração periodontal. Intrigado com a recomendação, meu pai me estimulou a investigar a substância e suas possíveis atribuições terapêuticas.

Ao longo dos últimos 30 anos, tive a oportunidade de conhecer vários pesquisadores nacionais e internacionais com os quais aprendi, colaborei e desenvolvi projetos sobre a própolis. Por meio das inúmeras pesquisas que conduzi em meu laboratório nas universidades que trabalhei nos Estados Unidos, tive a oportunidade de verificar por diversas aplicações terapêuticas desse fantástico produto da natureza. O desafio que sempre me atormentou, contudo, foi o de transferir todo esse conhecimento para o público em geral, de forma que este pudesse se beneficiar dos achados científicos gerados para a promoção de seu bem-estar e saúde.

Mas não se assuste! Com a minha formação acadêmica, eu sei que seria natural escrever este livro com aquele texto árido das publicações científicas, citando estudos e artigos de periódicos a cada relato da própolis e suas respectivas propriedades biológicas e terapêuticas. Mas pode respirar aliviado. Essa não é minha intenção. Meu objetivo é disponibilizar uma obra sobre a própolis embasada cientificamente, mas que seja de fácil compreensão – uma fonte de bem-estar e saúde prática para as pessoas em geral.

> Meu objetivo é disponibilizar uma obra sobre a própolis embasada cientificamente, mas que seja de fácil compreensão – uma fonte de bem-estar e saúde prática para as pessoas em geral.

De toda forma, o leitor interessado em maior aprofundamento encontrará, ao final deste livro, na seção Adendo, literatura atualizada disponível sobre a própolis publicada por vários pesquisadores de instituições de reconhecimento global.

Como escrevi na dedicatória, lembro que devo a meu pai a sugestão para pesquisar a própolis. Sem aquele pontapé inicial este livro – e a consequente transmissão deste saber – não teriam sido viabilizados.

O que é a própolis?

A própolis é um presente da natureza. Trata-se de uma substância produzida pelas abelhas a partir de resinas vegetais, brotos de determinadas árvores e arbustos e botões florais, sendo completada com suas secreções salivares, pólen e cera. Nas colmeias, as abelhas usam a própolis para selar possíveis aberturas, chegando a envolver com ela pequenos "corpos estranhos", como animaizinhos, bem como substâncias com odor forte, para evitar putrefação e mau cheiro. Não por acaso, em grego, a palavra própolis significa em defesa (*pro*) da cidade (*polis*).

Imagine você a importância de se promover condições assépticas no interior da cidade das abelhas, visto que o entra e sai dos membros da colônia para distribuir alimentos oferece condições para lá de favoráveis de desenvolver infecções. Não fosse a presença dessa substância antibacteriana e antifúngica seria, provavelmente, muito mais difícil e, cá entre nós, caro desfrutar do doce mel produzido pelos apiários.

> A própolis é um presente da natureza. Trata-se de uma substância produzida pelas abelhas a partir de resinas vegetais, brotos de determinadas árvores e arbustos e botões florais.

Como o *homo* é *sapiens*, isto é, sabido, a própolis vem sendo utilizada há séculos. Tanto que persas, gregos, romanos e incas, que não eram bobos, usavam o material em sua medicina popular. Os egípcios inclusive utilizavam a própolis para embalsamar corpos! Essas civilizações também já sabiam de suas propriedades como cicatrizante de feridas na pele. Em plena Idade Média, arquivos do século XII descrevem preparações medicinais à base da substância para tratar infecções de boca e garganta. Mais recentes, registros da época da Segunda Guerra Mundial (1939-1945) apontam seus excelentes resultados terapêuticos. Ainda nos dias de hoje, na África, a própolis é um remédio alternativo para diversas condições médicas, sendo também usada para selar rachaduras de tambores, de canoas e de reservatórios de água.

O Brasil é o país com a maior diversidade de amostras de própolis e o líder mundial na prospecção, produção e pesquisa de atividades biológicas da própolis. O Japão também assume um papel importante em nível global onde é o maior importador de própolis do Brasil.

Dez relatos de usos possíveis

Muito antes que a palavra *marketing* tivesse sido inventada, o boca a boca já era uma forma testada e aprovada de compartilhar experiências pessoais bem-sucedidas. E, desde sempre, a própolis foi um bom tema.

No livro *Miracle of Propolis* [Os milagres da própolis], lançado pela Harper Collins em 1978, Mitja Vosnkak conta que há muitos anos na antiga Iugoslávia um pintor de uma cidade pequena restaurava murais, estátuas e igrejas. Certa vez, um amigo apicultor pediu-lhe que pintasse a casa de sua fazenda e em troca lhe ofereceu algumas colmeias – que ele aceitou de bom grado, pois sua família criava abelhas desde o final de 1800. Um dia, ao acordar, o pintor notou que a pele da sua perna, pé e dedos estava escurecida e com feridas que não cicatrizavam. Com o passar do tempo, o membro inteiro foi perdendo a sensibilidade. Finalmente, um médico consultado cogitou amputá-la. O pintor se recusou. Ao chegar em casa, cobriu sua perna e pé com mel com própolis, enfaixando-os. Após alguns dias, ao remover as faixas para limpar as feridas, ficou incrédulo. A úlcera no seu dedo havia desaparecido e o pé readquirido a sensibilidade. Ele então voltou ao médico, que confirmou que não seria mais necessária a amputação. Ao sair do consultório, o pintor esbravejou: se alguém tiver o mesmo problema, tente própolis antes de tudo.

Em uma carta ao editor da *Revista da Sociedade Brasileira de Medicina Tropical*, publicada na edição de julho-setembro de 1993, o apicultor Gilvan Barbosa Gama descreve sua experiência em relação ao uso para combater a malária:

> Sr. editor,
>
> A própolis é uma substância elaborada pelas abelhas, que coletam vários produtos biológicos existentes nas árvores. Sua composição química é complexa e bastante significante para a colmeia, pois lhe assegura a perfeita pureza e higiene.
>
> Observei que, quando ingerida, diluída em água, funcionava como repelente de insetos. Quando em minhas pescarias não me utilizava desse procedimento, não conseguia pescar sem ser importunado por insetos. No norte de Mato Grosso, Pará e Rondônia, regiões com alta densidade de mosquitos, fui testar de *motu proprio* a eficiência profilática da própolis em relação aos insetos hematófagos transmissores de febres tropicais. Durante os três anos que permaneci naquelas áreas, fazendo uso diário da própolis, não contraí malária. Quando nessas regiões, me vi muitas vezes em estado de necessidade, ministrando própolis a maleitosos em crise, uma atitude de desespero por não ter às mãos qualquer alcaloide específico. Essas pessoas saíam da crise malárica e esta não se repetia. Sr. editor, não me sentindo em condições de

desenvolver estudos científicos, gostaria de sugerir a realização desses estudos a fim de comprovar a eficácia da própolis no tratamento da malária e como repelente de mosquitos.

Atenciosamente,
Gilvan Barbosa Gama
Apicultor

A substância pode ser usada no combate à candidíase, que é uma infecção por fungos. Veja o depoimento de uma pesquisadora brasileira: "Própolis é um produto natural que as abelhas usam na colmeia para se defenderem contra micro-organismos. E nós fazemos o mesmo, ou seja, elaboramos um medicamento à base de própolis para nos defendermos".

Sob o título "Uso medicinal da própolis vermelha de Alagoas avança e atrai cientistas do mundo", em matéria escrita pela jornalista Fernanda Lins publicada no *Portal Gazetaweb.com* em 20/12/2015, o apicultor Fernando Barbalho conta que usa a própolis vermelha há mais de 10 anos para ficar mais resistente às viroses em geral. Além de usuário, ele é produtor do extrato na Barra de Santo Antônio, litoral norte de Alagoas. "Como o produto tem um sabor forte, eu não costumo misturar com outros alimentos e, normalmente, consumo de 5 a 10 gotas por dia em um copo com um pouco de água ou algumas gotas com café". Além de fazer gargarejos e aplicar o produto em feridas, o apicultor conta que sua resistência a gripes e viroses aumentou bastante depois do uso da própolis.

Na mesma reportagem, o advogado Líbio Rocha relata que adoeceu menos ao utilizar a substância por um ano e meio. "Minha imunidade aumentou consideravelmente. Pode ser coincidência, mas desde que comecei a usar não tive nenhum resfriado, virose, ou amidalite, algo que sofria com certa frequência".

O condutor dos estudos entrevistado pela repórter, Victor Vasconcelos Carnaúba, mestre em análise de alimentos e segurança alimentar, recomenda: "Se administrado de maneira correta, não há contraindicação e pode ser usado em crianças a partir de 5 anos de idade, de 5 a 7 gotas diárias. Para os adultos, de 10 a 20 gotas".

> Minha imunidade aumentou consideravelmente. Pode ser coincidência, mas desde que comecei a usar não tive nenhum resfriado, virose, ou amidalite, algo que sofria com certa frequência.

Também em 2015, o médico estadunidense Patrick Fratellone, com consultório na cidade de Nova York, nos Estados Unidos, publicou sua experiência na revista científica *Journal of Nutrition & Food Sciences*, edição de 6 de novembro: "Eu tenho usado própolis na minha prática médica para tratar verrugas, otite média (dor de ouvido) e doenças autoimunes, particularmente a psoríase. Mais pessoas deveriam estar usando a própolis todo dia" (trad. nossa).

Em abril de 2016, outra reportagem, intitulada "Crise econômica faz crescer o uso da própolis verde", publicada no portal do diário mineiro *Estado de Minas* (em.com.br), aponta a eficácia da própolis contra o *Aedes aegypti* e o mosquito da febre amarela:

> Câncer, incontinência urinária, cárie dental, sapinho, inflamações e até a crise econômica. A própolis verde, antibiótico usado pela medicina popular, tem mais um título para o currículo: está imune à retração econômica do país. A alta do dólar, que ficou acima dos R$ 4,00 nos últimos meses, é comemorada por produtores que, em menos de um ano, passaram a ganhar cerca de 40% a mais com a venda da própolis para outros países, já que 75% do que é produzido aqui é exportado. Na outra ponta, no mercado interno, a defesa de médicos e crença popular para o uso desse antibiótico na proteção contra o *Aedes aegypti* fez disparar em 30% a procura pelo extrato. Produtores comemoram e dizem que, para esse remédio natural, não há crises, e sim um mercado de possibilidades.

Finalmente, estudos em nível laboratorial sugerem a eficácia da própolis também na inibição da *Helicobacter pylori*, bactéria associada a inflamações gástricas (estomacais) e úlcera péptica.

A união de saberes populares e científicos ao longo dos tempos sugere que o uso da própolis já atravessou a barreira do empirismo, isto é, do uso por ouvir dizer que é bom, para caminhar agora com o reconhecimento por meio de pesquisas que comprovem suas reais qualidades.

Abelhas produtoras e polinização

Pare um momento e considere a sua vida sem abacate, ameixa, pêssego, coco, melão, abóbora e outros vegetais. Em um artigo publicado recentemente em revista científica, destacamos o fato de que as abelhas produtoras de mel e própolis podem aliviar a fome no nosso planeta. Isso se deve ao fato de os agricultores utilizarem pesticidas nas suas lavouras, o que mata as abelhas, impedindo-as de praticarem um ato fundamental para o cultivo de alimentos e de perpetuação de matas e vegetações nativas: a polinização.

Sim, as abelhas são vitais para as plantações comerciais que dependem da polinização animal para reprodução. Apesar de pequeninas, elas têm uma importância gigantesca para a agricultura econômica e sustentável, bem como para a segurança alimentar. Além disso, as abelhas também polinizam uma variedade enorme de flores selvagens, contribuindo para a biodiversidade de muitos ecossistemas (cf. fig. 1A, p. 93 do caderno iconográfico).

Uma condição recentemente, contudo, pode prejudicar essa ação. Trata-se do distúrbio de colapso das colônias de abelhas, resultado do uso indiscriminado de pesticidas

> As abelhas são vitais para as plantações comerciais que dependem da polinização animal para reprodução. Apesar de pequeninas, elas têm uma importância gigantesca para a agricultura econômica e sustentável, bem como para a segurança alimentar.

contendo neonicotinoides. Esses pesticidas são responsáveis por um declínio em mais de 30% da produção de mel nos Estados Unidos. Essas abelhas polinizadoras são responsáveis pela produção de 75% das 115 maiores agriculturas globais produtoras de alimento.

Perdas graves de colônia de abelhas também foram observadas na Europa, o que tem atraído muita atenção e estimulado investigações dos estudiosos. Embora o fenômeno de "declínio das colônias de abelhas" pareça estar longe de ser resolvido, existe um consenso de que pesticidas, alimentos geneticamente modificados, pragas e patógenos sejam as principais causas. Até porque o advento de novos vírus, como o da Zika (ZKV), transmitido pela picada do mosquito *Aedes aegypti* – o mesmo transmissor da dengue e da febre Chikungunya –, têm como parte da estratégia de combate a pulverização com inseticidas de áreas de floresta e plantio, o que contribui significativamente para o colapso de colônias.

O som como sincronizador social

É surpreendente quantas vezes o zumbido das abelhas é usado em livros da filosofia ocidental como exemplo de uma forma sábia de organizar uma sociedade regida por uma missão compartilhada. Esses relatos podem ser encontrados nos textos do filósofo grego Aristóteles (384 a.C.-322 a.C.), do imperador romano Marco Aurélio (121 d.C.-180 d.C.), do inventor estadunidense Benjamin Franklin (1706-1790) e do escritor Ralph Waldo Emerson (1803-1882), bem como do naturalista britânico Charles Darwin (1809-1882), entre outros.

Muitas vezes, essas referências estão relacionadas ao altruísmo, isto é, a um tipo de comportamento dos seres vivos em que as ações de um indivíduo beneficiam todos. O exemplo não é usado ao acaso. No caso das abelhas em particular, essa sincronização manifesta-se como uma onda que faz o grupo agir em perfeita harmonia. E a confecção da própolis pelas abelhas, muito provavelmente, é o resultado de um ato sincronizado pela comunidade para harmonização das suas colmeias.

Tal sabedoria também se observa numa outra esfera. Sabe-se que as plantas produzem uma variedade de pistas para as abelhas polinizadoras, agindo como planilhas sensoriais. Lembra a história do Joãozinho e da Mariazinha, que foram deixando pedrinhas pelo caminho? Pois é. Essa esperta diversidade das flores inclui cor, textura das pétalas e fragrância (cf. fig. 1B, p. 93 do caderno iconográfico), entre outras, que servem como atraentes para os pequeninos insetos voadores testarem, aprovarem, contarem para seus pares e voltarem em levas para desfrutarem dos quitutes oferecidos, como o pólen. A política de boa vizinhança é boa para todos, pois as plantas se reproduzem e os animaizinhos aumentam seus estoques alimentares, significando vida para todos os envolvidos.

> E a confecção da própolis pelas abelhas, muito provavelmente, é o resultado de um ato sincronizado pela comunidade para harmonização das suas colmeias.

Outra interessante descoberta recente sugere que as abelhas possuem um campo elétrico de carga positiva, enquanto as plantas possuem um campo elétrico negativo. Se você puxar pela memória das aulas de Física, pode se lembrar que os polos diferentes se atraem. Logo, essa diferença de campos elétricos ou energéticos (cf. fig. 2A, p. 94 do caderno iconográfico) entre flores e abelhas, que a gente não percebe a olho nu, facilita a transferência de pólen. Com isso, *voilà*: a escolha feita pelas abelhas do pólen de certas flores potencializa a confecção da própolis.

Espécies de abelhas

Existem duas espécies distintas de abelhas empregadas na obtenção de própolis no Brasil. A mais comum é a *Apis mellifera* e suas subespécies, que foram trazidas para o Brasil da Europa pelos portugueses no período colonial. Quem já foi picado por uma – sim, elas podem ficar irritadas caso se sintam ameaçadas – não se esquece de uma de suas características principais: o ferrão. O que pouca gente sabe é que outra característica peculiar dessa raça é a língua curta (de 5,7 a 6,4mm), que dificulta a inserção em flores profundas. Peça para uma criança desenhar uma abelha e você a verá em sua frente: pequenina (as obreiras medem de 12mm a 13mm de comprimento), tórax escuro com algumas listras amarelinhas. Visualizou-a?

O segundo grupo de abelhas consiste nas nativas do Brasil. Há centenas de espécies dessas representantes dos meliponídeos (subfamília *Meliponinae*), como a pequenina jataí (*Tetragonisca angustula*). Com cerca de 4-5mm, ela gosta de se enroscar, com suas cestinhas de pólen, nos cabelos das pessoas se irritada. Produz mel clarinho, em pouca quantidade – daí ser mais caro e mais raro de ser adquirido.

Mais dóceis que suas parentes europeias, estas não possuem ferrão ou, se o têm, ele se apresenta atrofiado. Elas também não possuem o veneno típico de suas primas europeias. Além de coletarem a resina vegetal, as nativas recolhem terra ou barro, que incorporam juntamente com cera à própolis, originando a geoprópolis. O importante, contudo, é saber que a geoprópolis apresenta igualmente atividade antimicrobiana (principalmente bactericida e antifúngica) similar à da própolis da abelha europeia.

Tipos de própolis

A própolis da Polônia, país de clima temperado, tem composição química diferente de uma do Brasil, de clima tropical. Sim, você entendeu onde queremos chegar: o tipo, a composição química e, por extensão, a qualidade da própolis é altamente dependente da vegetação da região onde as abelhas residem.

O mesmo raciocínio ajuda a entender que existem diferentes tipos de própolis no Brasil, dada a dimensão geográfica do país. Há até variações de acordo com a sazonalidade, isto é, a época do ano em que a própolis é coletada em uma mesma região, que pode afetar as suas características.

Em Minas Gerais, por exemplo, quando as abelhas produzem a partir da resina de árvores *drasófilas* doentes, cancerosa e que a abelha ao usar sua resina, a própolis tende a apresentar grande atividade antitumoral, isto é, anticancerígena. Já no sul do Brasil, em Estados como Paraná e Santa Catarina, quando a produção é feita a partir da araucária – que tem em seu tronco soluções de continuidade que são verdadeiras feridas –, a própolis apresenta grande capacidade de regeneração tecidual, isto é, ação cicatrizante. Esses exemplos nos levam a refletir sobre a sabedoria da natureza, no sentido de a própolis feita a partir de determinadas resinas de árvores conterem o remédio para suas próprias doenças.

Se o meio ambiente impacta fortemente no tipo de própolis, o fato é que a agente que a faz também. Aliás, há duas teorias que tentam explicar a origem da própolis no organismo da abelha. Uma delas sugere que a substância resulta do processo digestivo do pólen. A segunda teoria contempla uma mistura de substâncias secretadas pelas plantas que seriam associadas com as secreções salivares das abelhas. Seja qual for a teoria certa, o que se sabe atualmente é que a própolis é conhecida, reconhecida e controlada.

Uma questão de cor: marrom, verde e vermelha

A própolis varia de acordo com o local e o tipo de material resinoso utilizado das plantas. Como vimos, na geoprópolis as abelhas misturam às resinas cera e barro ou terra. Uma forma comum de classificação é a partir da cor (cf. fig. 2B, p. 94 do caderno iconográfico), que pode variar de amarelo a marrom escuro, passando por verde e vermelha. Já foram até descritas amostras de própolis transparentes!

Um estudo desenvolvido pela Unicamp (Universidade de Campinas) classificou a própolis brasileira em treze tipos, dos quais três costumam ser os mais destacados:

1) Própolis marrom ou silvestre: é a mais comum encontrada no Brasil, sendo produzida das plantas em geral. De coloração escura, em geral mais viscosa que a verde e a vermelha. Possui ação antibacteriana, antiviral, antifúngica e cicatrizante.

2) Própolis verde: produzida a partir da vassourinha ou alecrim do campo (*Baccharis dracunculifolia*), encontrada no nordeste de São Paulo e no sul de Minas Gerais (cf. fig. 3A, p. 95 do caderno iconográfico). Além das ações da marrom, esse tipo ainda pode ser indicado para o alívio de dores graças à sua propriedade anti-inflamatória, podendo auxiliar no combate da dor de garganta e de dente, entre outras. Estudos sugerem que um de seus princípios ativos, a artepilicina C, pode auxiliar na inibição do crescimento de células tumorais e no aumento do número total de linfócitos, sendo atualmente pesquisada na prevenção e no tratamento do câncer. Muito valorizada no mercado externo, tem sido exportada principalmente para a Ásia.

3) Própolis vermelha: vem recebendo muita atenção no universo da pesquisa. Sua origem está nos galhos do rabo de bugio ou marmeleiro da praia (*Dalbergia ecastophyllum*), planta comum nos manguezais do litoral brasileiro, em particular Alagoas, Bahia, Paraíba, Pernambuco e Sergipe, mas também podendo ser encontrada em outros Estados, como Santa Catarina. As abelhas dessas regiões estão sempre à procura de uma secreção resinosa avermelhada que escorre por uma pequena perfuração feita por outro inseto no caule da planta. Após ser coletada, essa resina é alterada pela ação das enzimas contidas na saliva das abelhas, dando origem a uma própolis que contém uma substância chamada isoflavona, com propriedades antirretrovirais. Não por acaso, está sendo estudada em Cuba no tratamento da Aids.

Veja na tabela abaixo os tipos principais de própolis existentes no mundo segundo sua origem geográfica e fonte vegetal:

Tipos principais de própolis, origem geográfica e fonte vegetal

Tipo	Origem geográfica	Fonte vegetal
Aspen	Norte da Europa	*Populus tremula*
Birch (Bétula)	Rússia	*Betula verrucosa*
Clusia	Cuba, Venezuela	*Clusia spp.*
Mango	Pacífico	*Mangifera indica*
Mediterrânea	Sicília, Grécia, Malta	*Cupressus sempervirens*
Misturada		Aspen-poplar, *Cupressus-poplar*, *M. tanarius-M. indica*
Pacífico	Taiwan, Okinawa, Indonésia	*Macaranga, Tanarius*

Poplar	Europa, América do Norte, Nova Zelândia, Ásia (não tropical)	*Populus spp., Populus nigra*
Verde (alecrim)	Brasil (Sudeste)	*Baccharis spp., B. dracunculifolia*
Vermelha	Brasil (Nordeste), Cuba	*Dalbergia spp.*

Fonte: Autor, 2018.

O fato é, seja de que lugar do mundo for, a própolis hoje passa por processos especiais de tipificação (centrada em marcadores químicos presentes nos diversos tipos), identificação das amostras, controle de qualidade e quantificação das substâncias químicas encontradas, o que abre as portas para seu uso pela indústria farmacêutica com uma grande diversidade em várias regiões do Brasil (cf. fig. 3B, p. 95 do caderno iconográfico).

> Seja de que lugar do mundo for, a própolis hoje passa por processos especiais de tipificação (centrada em marcadores químicos presentes nos diversos tipos), identificação das amostras, controle de qualidade e quantificação das substâncias químicas encontradas, o que abre as portas para seu uso pela indústria farmacêutica.

Afinal, o que a própolis tem?

A própolis tem uma composição total, quando *in natura*, ao redor dos seguintes valores:

- 45-55% de bálsamo e resinas (flavonoides, ácidos fenólicos, ácidos ésteres);
- 25-35% de ceras e ácidos graxos;
- 10% de óleos essenciais (voláteis);
- 5% de pólen (proteínas e aminoácidos);

- 5% compostos orgânicos e minerais (vitaminas, Ferro, Zinco, ácido benzoico).

Calma, não pule para o próximo capítulo. Não é o nosso propósito descrever todos os componentes químicos presentes na própolis. Isso daria um livro inteiro, afinal, só para se ter uma ideia, mais de 200 compostos químicos já foram identificados em amostras! Isso significa que a própolis possui uma maneira muito abrangente de atuar em diversas condições e doenças dado o grande número de compostos químicos. Agora você já sabe que a composição química da própolis varia de região para região, uma vez que ela depende do local onde foi produzida pelas abelhas. De modo geral, no entanto, alguns dos principais componentes químicos da própolis incluem o ácido benzoico e seus derivados: hidróxi-4-benzoico, metóxi-4-benzoico, protocatecuico e gálico; ácido e álcool cinâmico e seus derivados: p-cumárico também sob a forma de cumarato de benzila, cafeico, ferúlico e isoferúlico; e derivados do benzaldeído: vanilina e isovanilina, entre outros.

A própolis da Ucrânia, por exemplo, apresenta secreções de *Betula verrucosa*, enquanto a da França de *Populus nigra* e *P. tremula*, sendo que a da Inglaterra, Hungria e México de *Populus*. Já o alecrim (*Baccharis dracunculifolia*) é uma fonte de resina para a produção de um tipo de própolis no Sudeste brasileiro, que se destaca pelos derivados do ácido p-cumárico, que tem potente efeito antioxidante.

No quadro a seguir, os componentes ativos das própolis brasileiras:

Tipo de própolis do Brasil, origem geográfica, fonte vegetal e componentes químicos

Tipo	Origem geográfica	Fonte	Componentes químicos
Marrom	Brasil (Sudeste)	*Vernona rubriramea*	ácidos fenólicos, ácidos fenólicos prenilados, flavonoides
Verde	Brasil (Sudeste)	*Baccharis spp. B. dracunculifolia*	ácidos fenólicos, ácidos fenólicos prenilados, flavonoides, Artepilina-C, ácido p-cumárico, drupanina, ácido dihidrocinâmico
Vermelha	Brasil (Nordeste), Cuba	*Dalbergia spp.*	Vestitol, medicarpina, Neovestitol, 7-O-metilvestitol, Formononetina

Fonte: autor, 2018.

Para normatizar o uso da própolis é possível então classificá-la por tipo de resina colhida, o que facilita o seu aproveitamento pela indústria farmacêutica, seja na área de medicamentos, cosméticos, produtos para higiene oral e amigdaliana (garganta), reforçando também o indispensável controle de qualidade.

A Anvisa (órgão no Brasil que regula a aprovação de remédios para uso pelo consumidor) tem um mecanismo para controle da qualidade da própolis para o produtor. Tal nota técnica é um guia para o registro de produtos contendo própolis, que devem atender requisitos mínimos de controle de qualidade, entre eles a evidenciação da presença de marcadores que comprovem a sua origem.

Do ponto de vista do consumidor, é importante buscar um fornecedor de confiança, que empregue métodos estandardizados para descrever os componentes biologicamente ativos. O mais comum é a cromatografia gasosa. Essa metodologia, denominada de replicação ou tipificação, possibilita o controle de qualidade do campo até a indústria farmacêutica.

As doze propriedades terapêuticas comprovadas

Até o fechamento deste livro, havia cerca de 3.050 publicações científicas relativas à própolis disponíveis no site da *PubMed* (pubmed.com), na Biblioteca Nacional de Medicina do Instituto Nacional de Medicina (nih.gov), dos Estados Unidos. E outras 360 publicações catalogadas na Scielo, a biblioteca para publicações latino-americanas.

Os primeiros artigos publicados na literatura médica sobre a própolis remontam à década de 1950. A grande maioria tem origem no Leste Europeu. Como não possuíam resumos, eles não eram acessíveis aos leitores. Vale a pena ressaltar que nas décadas de 1960 e 1970 a média de publicações anuais referentes à própolis era de três a cinco artigos científicos por ano. Na atualidade, essa média se elevou para mais de 200 publicações anuais, o que sugere o interesse científico exponencial.

A grande maioria dos artigos publicados da própolis é baseada em *estudos in vitro, isto é, foram feitos em laboratórios (nível 1)*. Isso significa que as propriedades biológicas foram estudadas em células, bactérias, fungos, vírus e parasitas. Portanto, embora sejam de suma importância, não podem ser extrapolados para o uso em humanos. Não obstante, incluem atividades antiviral, antimicrobiana, antifúngica, contra protozoários (parasitas), antitumoral (anticâncer), anti-inflamatória e anti-hiperalgésica (contra a dor).

O próximo nível na comprovação da atividade biológica da própolis procede de estudos com cobaias. Ainda que 30% dos pesquisadores que receberam o prestigiado Prêmio Nobel de Fisiologia e Medicina basearam-se em *estudos com modelos animais*, o fato é que apesar da semelhança fisiológica, celular e molecular entre camundongos, ratos, coelhos, porcos e humanos, existem limitações na extrapolação dos resultados de uns para outros.

De toda forma, os estudos em animais confirmam algumas das propriedades biológicas atribuídas à própolis estudadas em ensaios laboratoriais, como no caso dos efeitos anti-inflamatório, antitumoral (anticâncer), antiprotozoários (com diminuição de diarreia), *antibacteriana* (inibição de várias espécies de bactérias patogênicas), anti-helmíntico (controle de parasitas) e antifúngico (efeito contra fungos).

E ainda identificaram outras, como atividades antinociceptiva (alívio de dor induzida por substância química), antiedematogênica (diminuição de edemas), anticárie, hepatoprotetora (proteção do fígado contra o álcool e outras substâncias tóxicas), reparação tecidual (efeito cicatrizador principalmente quando associada à papaína), antioxidante, cardioprotetora (proteção do coração), radioprotetora (protetora contra a radiação gama usada em terapias de câncer), nematodicidal (efeito similar a pesticida químico usado para matar nematoides parasitas), antiúlcera (úlcera do estômago), além de diminuição de pressão alta, efeito analgésico, e esta quem está perdendo os cabelos vai vibrar, estímulo de crescimento dos fios.

Antes que você ache que estamos falando de uma panaceia medieval, vamos *aos estudos não controlados em humanos*. Ainda não é o topo, pois carecem de um grupo controle para se fazer comparações, mas esses estudos de casos clínicos já medem o "antes e depois", com relatos de casos.

Finalmente o Olimpo das investigações na área médica: o *ensaio clínico aleatorizado,* considerado o modelo de estudo mais adequado para evidenciar a eficácia de uma substância. Esse tipo de ensaio compara simultaneamente dois grupos de indivíduos, um dos quais recebe a substância testada enquanto o grupo controle não – embora não saiba disso. Esse modelo é conhecido como ensaio paralelo por ser um estudo longitudinal (ao longo de um determinado tempo), aleatorizado (os participantes entram para o grupo teste e controle por meio de randomização, isto é, escolha aleatória) e com mascaramento (o paciente não sabe a que grupo –teste ou controle – pertence), assim como quem está administrando o estudo também não sabe de qual grupo o paciente faz parte, para não "contaminar" os resultados.

Ao final deste livro, como adendo, você encontra a descrição dos 42 estudos que foram feitos até maio de 2019 dos efeitos da própolis em humanos. Vale a pena mencionar que o início dessas publicações científicas data de 1954, quando um francês divulgou pela primeira vez os resultados de seus estudos com a própolis. Desde então, até meados de 1985/1986, a vasta maioria das publicações científicas da própolis em humanos tinha origem nos países do Leste Europeu, principalmente da Rússia. Curiosamente, nesse mesmo período, Cuba também contribuiu com publicações da própolis e seus efeitos terapêuticos em humanos. Infelizmente, o idioma em que os artigos provenientes do Leste Europeu foram publicados, bem como a dificuldade de acesso às publicações de Cuba, impediu a extração de informação para ser relatada neste livro. Portanto, é apenas ao final dos anos de 1980 que a literatura da própolis passa a ser divulgada de maneira acessível e exponencial, de onde buscamos, então, respaldo para descrever seus atributos terapêuticos abaixo:

1 Analgésica/anestésica

Estudos iniciais com própolis em animais comprovaram sua ação anestésica que foi superior à procaína. Foram relatados também efeitos analgésicos comparáveis aos analgésicos clássicos como a prednisona e o ácido acetil salicílico (AAS).

2 Antifúngica (contra fungos)

Como você já sabe, a própolis inibe o crescimento de fungos que habitam madeira apodrecida nas florestas. Nos laboratórios, comprovou-se que a associação da substância com medicamentos que combatem micoses potencializou o efeito da medicação. O fungo mais estudado é a *Candida albicans,* associado ao desenvolvimento de lesões pré-cancerígenas orais, entre outras. Combinações de drogas antimicóticas (contra micoses) com própolis aumentaram sua atividade contra *Candida albicans.* Também se conhece o potencial antifúngico contra *Trychophyton spp.* (causa infecções na pele e unhas) e *Microsporum spp.* (causa infecções na pele e couro cabeludo) na presença de propilenoglicol que mostrou um sinergismo com própolis. Outros compostos isolados da própolis foram também ativos sobre o fungo cutâneo (de pele) *Arthroderma benhamiae.*

3 Anti-helmíntica (atividade contra parasitas)

Em estudos com coelhos infectados com eimerias (espécies de protozoários), a adição de própolis à água de beber levou à redução do número de oocistos (ovos do parasita) nas fezes dos animais. Cobaias infectadas com *Ascaris suum* tratadas com própolis também apresentaram redução parcial no número de larvas em relação a animais que não receberam tratamento.

4 Antioxidante

O corpo humano vive sob constante ataque de estresse oxidante cujos protagonistas são os radicais livres. Esses radicais são altamente reativos e podem danificar as células, estando relacionados a uma grande variedade de doenças, bem como ao processo de envelhecimento. Vários experimentos *in vitro* mostram o papel antioxidante da própolis, atribuído, em parte, à sua capacidade de remover radicais livres. A própolis de uma maneira geral é comparável ou superior a outros herbáceos antioxidantes e suplementos desintoxicantes disponíveis no mercado. Ratos que se alimentaram de ração com própolis viveram mais tempo do que ratos alimentados somente com a ração, sugerindo que o aumento no tempo de vida poderia ser atribuído ao efeito antioxidante da própolis.

5 Anti-inflamatória

Em diferentes modelos de estudo em animais, foi constatada a atividade anti-inflamatória da própolis, que se deve a componentes como a artepilina-C e ao éster fenetil do ácido cafeico (Cape). Esse efeito pode ser observado em doenças como artrite, furúnculos, acne, asma, dermatites (infecções de pele), úlceras e infecções do intestino.

6 Antimicrobiana (antibacteriana)

Verificou-se nos estudos realizados *in vitro* uma ação positiva contra as bactérias gram-positivas e gram-negativas. A literatura a esse respeito é rica e pode ser consultada, portanto não é o nosso objetivo aqui descrever todas as bactérias nas quais se observou susceptibilidade aos efeitos antimicrobianos da própolis. Vamos nos ater aqui a algumas bactérias normalmente classificadas como patógenos, isto é, que desencadeiam um processo de doença e/ou infecção).

Elas incluem *Bacillus spp, Staphylococcus aureus, Clostridium spp., Streptococcus faecalis, Streptococcus mutans, Lactobacillus spp., Porphyromonas gingivalis, Aerobacter aerogenes, Alcaligenes spp., Bordetella bronchiseptica, Escherichia coli, Preoteus vulgaris, Serratia marcescens, Pseudomonas aeruginosa, Salmonella spp., Staphylococcus epidermidis, Haemophilus influenza*, entre outras.

Mais importante é descrevermos as doenças/infecções onde os efeitos antibacterianos têm eficácia documentada. São elas:

Potencial antimicrobiano da própolis na prevenção/combate de doenças

Cárie dental
Doenças periodontais (doenças da gengiva com perda de osso)
Feridas
Infecções dermatológicas (infecções da pele)
Infeções do trato respiratório (dor de garganta, bronquite)
Infecções do trato urinário
Infecções endodônticas (tratamento de canal)
Infecções gastrintestinais (do intestino)
Infecções nosocomiais (infecção no ambiente de hospitais)
Inflamação gengival
Otite média (dor de ouvido)
Úlcera péptica

Fonte: autor, 2018.

7 Antiprotozoária

O ser humano sofre de várias doenças graves provocadas por protozoários. Um exemplo é a tricomoníase (vaginite ou infecção vaginal), onde o agente causador é o *Trichomonas vaginallis*. Além dessa, há a toxoplasmose, a giardíase, a doença de Chagas, a malária e a leishmaniose, entre outras. Existem estudos que comprovam a eficácia da própolis no combate aos protozoários causadores dessas doenças. Soluções alcoólicas de própolis são eficazes no combate ao *Trichomonas vaginalis* assim como no combate à *Giardia lamblia* (que causa giardíase), ao *Toxoplasma gondii* (causa toxoplasmose), ao *Trypanosoma cruzi* (agente etiológico da doença de Chagas) e a *Leishmania donovani* (causadora da leishmaniose visceral).

8 Antiviral

Por séculos a própolis tem sido utilizada para tratar infecções virais. E os trabalhos científicos mostram a ação da própolis na supressão de vírus como influenza (gripes), hepatite b, herpes simplex e herpes zoster. Aparentemente os compostos flavonoides presentes na própolis mostraram também efeito virucida sobre o HSV1 (herpes simplex) e sobre o vírus da imunodeficiência humana (HIV).

9 Antitumoral (anticâncer)

Com bastante frequência, os pacientes com câncer apresentam recidivas, isto é, tumores aparentemente vencidos por cirurgias e quimioterapia retornam meses ou até mesmo anos mais tarde. Nos últimos anos, um número crescente de cientistas atribui a culpa às chamadas "células-tronco cancerígenas". Estas são essenciais para o equilíbrio celular e ainda dão suporte aos tecidos lesionados, substituindo células mortas ou aquelas que estão velhas. Porém, há casos em que células-tronco se associam a tumores, nutrindo-os e dando suporte para que esse tumor aumente e, em alguns casos, migre para outros tecidos, fazendo com que o câncer se alastre. Em estudos recentes com nossos colaboradores da Universidade de Michigan ficou evidente a capacidade da própolis vermelha em inibir a proliferação de células tronco de câncer de cabeça e pescoço.

Além destes, centenas de estudos em laboratório evidenciaram o potencial anticancerígeno da própolis em células humanas de câncer cervical, câncer de Erlich (carcinoma de mama de camundongos fêmeas), em células humanas de câncer de fígado, em células de câncer de pele, em células de câncer renal (de rins) e em diversas linhagens de células tumorais humanas. Vários estudos com linhagens de células de câncer estabelecidas também apontam para compostos presentes na própolis, como flavonoides, o fenil éster do

> Em estudos recentes com nossos colaboradores da Universidade de Michigan ficou evidente a capacidade da própolis vermelha em inibir a proliferação de células tronco de câncer de cabeça e pescoço.

ácido cafeico (Cape), o diterpenoide clerodano e a artepilina C como agentes antitumorais.

10 Hepatoprotetora

Estudos conduzidos no tratamento de doenças hepáticas estão atualmente em pauta. Uma delas é a causada pelo consumo excessivo de álcool, que desencadeia a produção de radicais livres. Nesta, a própolis se revelou uma alternativa extremamente atraente devido à atividade antioxidante. Estudos em camundongos evidenciaram efeitos hepatoprotetores quando a doença foi artificialmente induzida pela administração crônica de álcool etílico. Complementando esses estudos induziu-se úlceras em ratos pela administração de álcool etílico absoluto, onde a própolis exibiu um efeito antiúlcera similar ao da cimetidina.

11 Imunomodulatória

Desde tempos remotos, a sabedoria popular, bem como a medicina natural nas últimas décadas, tem conferido à própolis o rótulo de excelente protetora e estimuladora do sistema imunológico. Essa especulação tem despertado o interesse dos pesquisadores em relação às suas propriedades imunomodulatórias.

Dezenas de modelos de estudo *in vitro* (de laboratório), utilizando ensaios com células de defesa presentes no sistema imune, bem como estudos experimentais em animais, endossam a ação imunoestimulatória da substância. Em camundongos tratados com a própolis foi observado um aumento da produção de anticorpos por células do baço. Da mesma forma, camundongos infectados com diferentes bactérias tratados com a substância tiveram aumento da sobrevida, que foi atribuída a um incremento da resposta imune.

Mais uma vez, foram observados os efeitos imunomodulatórios da própolis por seus componentes fenólicos (ácido cafeico e ácido cinâmico), assim como da artepilina-C em células de defesa indicando ativação do sistema imune.

12 Regeneradora de tecidos

O efeito da própolis sobre regeneração de tecidos (cicatrização) está associado à redução de inflamação assim como a um estímulo do metabolismo do tecido lesionado. Existe ampla comprovação da qualidade de ação da própolis na cicatrização de queimaduras induzidas em animais. De igual importância foi a verificação da rapidez da cicatrização de feridas pela própolis em modelos experimentais em animais quando comparadas com outras substâncias. Atribui-se o efeito cicatrizante da própolis não somente à presença de compostos fenólicos, mas também à presença de alto teor de aminoácidos como a arginina e a prolina, as quais são importantes no processo de reparação tecidual.

Produção e coleta da própolis

Existem vários métodos de coleta sofisticados da própolis na atualidade, mas vamos nos ater aos métodos mais utilizados pelos apicultores. Ao abrir a colmeia, ele se depara com a própolis grudada na tampa. Pode então raspar a própolis que se encontra nela, bem como nas paredes da colmeia. Outro método utilizado visa aumentar a produção. Para tal, utilizam-se telas similares àquelas usadas em janelas para proteção contra mosquitos (cf. fig. 4A, p. 96/1 do caderno iconográfico). Estas podem ser colocadas em cima dos quadros e embaixo da tampa. Para aumentar a produção ainda mais, alguns apicultores colocam uma tela no assoalho da colmeia e outra entre o ninho e a melgueira, permitindo a passagem das abelhas pelas laterais. Dentro de algumas semanas, por não conseguir removê-las, as abelhas vedarão seus orifícios com a substância. Cada tela proporciona em média 100 gramas de própolis. O processo de vedação da tela com própolis dura cerca de 60 dias.

Ao serem removidas, as telas devem ser enroladas, armazenadas em sacos plásticos e colocadas em geladeira ou *freezer* por 24 horas. Ao desenrolar as telas, a própolis se desprende naturalmente, podendo ser guardada em vidros selados em ambiente seco e com ausência de luz.

Por meio desse processo, cada colmeia produz de 50 a 500 gramas por ano de própolis, dependendo da raça (tipo) da abelha, das condições climáticas, da quantidade de abelhas e dos métodos de

| Cada colmeia produz de 50 a 500 gramas por ano de própolis, dependendo da raça (tipo) da abelha, das condições climáticas, da quantidade de abelhas e dos métodos de coleta pelo apicultor, entre outros. |

coleta pelo apicultor, entre outros. As maiores quantidades de própolis são encontradas nas colmeias durante o inverno, mas a indicação para a sua coleta é durante o verão de forma a não causar danos às moradoras, uma vez que elas se protegem do clima e de ataques de invasores nas colmeias durante o frio.

Fatores que influenciam a produção da própolis

As abelhas são trabalhadoras incansáveis por natureza. Ainda assim, a produção da própolis pode ser estimulada pelo apicultor. Basta observar alguns aspectos:
1) *clima*: a coleta é melhor em dias quentes, secos e ensolarados;
2) *sazonalidade*: dependendo da época do ano, existe maior (como no verão) ou menor (caso do inverno) produção da própolis;
3) *fatores genéticos*: abelhas de uma mesma colmeia podem produzir quantidades e qualidade de própolis diferentes;
4) *altitude*: em altitudes elevadas em geral a produtividade é menor;
5) *iluminação*: colmeias colocadas na sombra produzem mais própolis;
6) *tipo de coletor*: o número de abelhas varia de acordo com o coletor, o que afeta a produção;
7) *disponibilidade de alimentos dentro e fora da colmeia*;
8) *outras atividades realizadas em conjunto*: produzir mel e pólen em conjunto com a própolis pode afetar a produtividade.

Extração da própolis

Existem diversas formas de extração da própolis, que vão da mais simples às mais complexas (para um exemplo de extração complexa, cf. fig. 4B, p. 96 do caderno iconográfico). A seleção do solvente, por exemplo, está diretamente relacionada com o propósito do seu uso. Utiliza-se normalmente para a extração o etanol e, mais recentemente, a água, neste caso para o extrato aquoso. No caso de produção de cosméticos, o mais comum é o emprego do propileno glicol. Já a extração com acetona é destinada à produção de xampus e loções.

Um método bem simples de extração caseira começa pela seleção manual de fragmentos de própolis. Escolha os mais homogêneos em textura e com ausência de impurezas, como fragmentos de madeira, pelos, grãos de areia e cera. Quanto mais triturada a própolis, maior será a sua biodisponibilidade para a extração pelo etanol. Em um vidro escuro, adicione 200 gramas de própolis para cada litro de etanol comprado em farmácia. Feche hermeticamente. Deixe a mistura em temperatura ambiente por uma a duas semanas, agitando-a por 10 minutos todos os dias. Terminado o período, coloque a mistura na geladeira por 24 horas. No dia seguinte, passe a mistura por um filtro de papel, do tipo usado em cafeteira. Repita a filtragem em 24 horas. O resultado é um extrato líquido na concentração de 20%, que deve ser mantido em vidro escuro, hermeticamente fechado, em temperatura ambiente. Sua validade é de aproximadamente dois anos.

É bom frisar que o processamento da própolis feito de forma comercial deve ser realizado em laboratório especializado, sob a supervisão de profissionais qualificados, com a finalidade de se preservar o controle de qualidade da própolis.

Um mercado em ascensão

Bom, barato, natural e eficaz. Não é à toa que o mercado da própolis *in natura* e de seus produtos secundários, como diversos que descreveremos a seguir, cresceu significativamente nos últimos anos. A expectativa é a de que continue crescendo no futuro, na medida em que o uso terapêutico tenha eficácia comprovada. Além da indústria farmacêutica, os fabricantes da indústria cosmética também estão entendendo melhor os benefícios da própolis e empregando-o em produtos que variam de sabonetes a máscaras faciais, o que eleva seu valor de mercado. Do ponto de vista produtivo, aperfeiçoamentos nos métodos de extração, controle de qualidade adequado e o surgimento de novas formulações, como as aquosas, isto é, à base de água, contribuem para o aumento do uso.

Contudo, esse mercado crescente carece de dados numéricos precisos. Estima-se que no segmento de própolis verde, por exemplo, em 2018 o Brasil esteja em terceiro lugar no *ranking* mundial. Dados não oficiais indicam uma produção anual de 100 toneladas, com o Estado de Minas Gerais contribuindo com aproximadamente 70% desse total. Paraná, Santa Catarina, São Paulo e a Região Centro-Oeste contribuem com o restante da produção da própolis verde, assim como de outros tipos de própolis, como a escura (marrom). Calcula-se que 75% da produção da própolis verde é para exportação (mercado externo).

Quem consome toda essa própolis verde? No Japão, 90% de toda a própolis *in natura* consumida é de origem brasileira, onde o extrato alcoólico da substância é vendido a R$ 450,00 o frasco de 30ml, de acordo com dados da Japan Trade Organization. Um frasco de extrato aquoso de 30ml no Brasil custa em média de 17 a 35 reais.

O aumento do interesse pela própolis vermelha no comércio internacional faz com que ela possua um valor distinto em relação à própolis verde. O produto chega a custar R$ 850,00/kg no mercado externo. Empresários japoneses e chineses têm visitado regularmente os produtores do Nordeste, onde esse tipo de própolis tem uma produção anual de duas toneladas. Há, portanto, tendência de aumento de produção, sobretudo por meio da criação de cooperativas de produtores apoiadas pelo Sebrae (Serviço Brasileiro de Apoio às Micro e Pequenas Empresas).

A indústria farmacêutica alavanca em particular o mercado para os extratos fracionados, que são grupos específicos de componentes químicos da própolis. Um exemplo é a artepilina-C, extraída da verde, que tem propriedades anti-inflamatórias.

A própolis na tecnologia de alimentos

As propriedades antioxidante, antibacteriana e antifúngica da própolis possibilitam a sua utilização na tecnologia de alimentos. Uma vantagem única reside no fato de que, diferentemente de outros conservantes convencionais, os resíduos de própolis proporcionam um benefício em potencial na promoção de saúde. Até o presente momento não existem estudos onde o consumo habitual (diariamente por períodos extensos) da própolis na dieta foi verificado em humanos.

No entanto, há patentes registradas onde a própolis é usada como conservante em material de empacotamento de alimentos. Um estudo em particular demonstrou que o uso da própolis em filmes de plástico para empacotamento teve um efeito antibacteriano na preservação de queijos e reduziu a oxidação de manteiga. No Japão, a própolis é empregada como conservante de peixes congelados. Naquele país, o uso combinado de rações com a própolis em galinhas evidenciou um aumento de produção de ovos e da ingestão de ração com subsequente ganho de peso. Outros pesquisadores também documentaram ganho de peso em galinhas com a mistura de própolis em suas rações.

Devido a sua atividade antioxidante foi sugerido que a própolis poderia ser um potencial substituto para conservantes químicos na indústria alimentícia.

Uso da própolis na indústria de cosméticos

O mel das abelhas, assim como a cera, já era amplamente usado pelos egípcios na fabricação de unguentos, isto é, pomadas feita com óleo ou gorduras que não penetram na pele, bem como perfumes. A esposa de Nero costumava tomar banhos de leite morno com mel para os cuidados da pele. E as damas da corte francesa no reinado de Luís XV faziam uso do mel em suas preparações de toalete.

Outros produtos elaborados pelas abelhas, como o pólen e a geleia real (cf. fig. 5A, p. 97 do caderno iconográfico), também tem tido um papel importante na cosmecêutica (ciência dos cosméticos). A própolis, claro, não poderia ficar de fora. Com o conhecimento da sua eficácia e qualidade, ela tem sido cada vez mais utilizada em preparações cosméticas.

Ao longo dos anos, a indústria de cosméticos tem se mostrado particularmente interessada na substância, até porque os estudos têm demonstrado baixa toxicidade da própolis, assim como boa compatibilidade com a pele.

Na cosmética a própolis é usada principalmente pelas propriedades antibacteriana (em desodorantes e antitranspirantes), cicatrizante e antibacteriana (produtos antiacne e pós-barba), como agente anticaspa e desengordurador do couro cabeludo (xampus e loções capilares), anti-irritante e antibacteriano (colutórios ou enxaguantes bucais e pasta de dente), agente purificador (cremes de limpeza da pele e loções), conservante (em todos os cosméticos) e antioxidante (cremes anti-idade). Mais recentemente, estudos no Japão em modelos de animais comprovaram a eficácia da própolis na estimulação do crescimento de cabelo. Pois é, quem sabe num futuro próximo os carecas ficarão limitados aos ecos das marchinhas de carnaval...

Do ponto de vista de produção, nas preparações a substância é incorporada a partir de métodos de extração de acordo com o veículo do cosmético. Ou seja, no caso de cremes de pele, gel, pasta de dente, loções, unguentos e xampus, diferentes tipos de solventes são utilizados para extração da própolis. O uso industrial da própolis requer estandardização e controle de qualidade apurados.

Bula ou manual do bom uso

Os *extratos líquidos* (cf. fig. 5B, p. 97 do caderno iconográfico) talvez sejam as formulações mais conhecidas da própolis de uso comercial. Eles podem ser encontrados diluídos em álcool (etílico 94°) ou água, sendo que os **extratos aquosos** são os mais adequados para ingestão oral. Além destes, os *sprays* bucais, em geral com mel, são muito empregados nas afecções da garganta, bem como os *sprays* nasais.

A própolis *in natura* também não é difícil de ser encontrada no mercado, podendo ser utilizada em fragmentos (pedaços) ou triturada para se obter um pó – que pode ser ingerido em cápsulas ou misturado com alimentos e bebidas. Pedaços podem ser mastigados, desde que em pequenas quantidades, para não causar problemas estomacais.

No mercado externo há formulações para tratamento de herpes labial, uma vez que o efeito antiviral impede a evolução do quadro e o cicatrizante facilita a regeneração do tecido dos lábios. Até injeções à base de própolis já foram utilizadas em animais com resultados positivos, o que confere a possibilidade de seu uso em humanos.

Além destes, há uma infinidade de produtos disponíveis no mercado brasileiro e internacional que leva própolis em sua composição, como balas, doces e gomas de mascar.

Os produtos cosméticos não ficam atrás, e a substância pode ser encontrada em pastas de dente, cremes, loções, unguentos, xampus e protetores labiais, preparações anticelulite e antirrugas, entre outros.

Uso da própolis em preparações farmacêuticas e cosméticas

Existem diversos veículos ou preparações de própolis que podem ser utilizadas para as mais diversas condições e usos da mesma. Exemplos desses veículos podem ser vistos no caderno iconográfico ao final deste livro. Vale a pena se inteirar (cf. fig. 9 e 9A, p. 99 e 100 do caderno iconográfico).

As sugestões que se seguem não são garantia ou atestado de que, uma vez empregada no tratamento ou prevenção de uma condição específica, as formulações de própolis resultarão em cura ou melhora dessa condição.

Antes, elas se baseiam em relatos e históricos, portanto atestam que o emprego em diversas condições pode ser benéfico. Portanto, consulte um especialista antes de empregá-la, jamais substituindo ou interrompendo um tratamento em curso pela substância sem anuência do seu médico.

Acne: a dica da Herbarium é a de aplicar gel de própolis sobre a pele limpa, espalhando suavemente duas vezes ao dia ou sempre que necessário.

Candidíase: segundo o Michigan Medicine, centro médico acadêmico da Universidade de Michigan, deve-se aplicar 20 gotas de extrato de própolis alcoólico, 4 vezes ao dia para tratá-la.

Cicatrização de espinhas: aplicar 1 a 2 gotas de extrato alcoólico diretamente no local, de 4 a 5 vezes ao dia.

Curativos à base de própolis para feridas, queimaduras e cortes: o uso de pó de própolis é preferível ao extrato nesses casos porque o polímero pastoso que compõe o pó de própolis é mais eficaz na cicatrização. Retire o pó presente em cápsulas de própolis e use nas áreas afetadas. O uso de pomadas à base da substância também é indicado nesses casos.

Desintoxicante, estimulador do sistema imune e anti-inflamatório: dica da Prodapys, Makrovit, sugere ingerir diariamente uma ou duas cápsulas ou tabletes de própolis (250 a 500mg). Caso use extratos (aquoso ou alcoólico), empregue para crianças e adolescentes de 3 a 6 gotas, 3 vezes ao dia, e para adultos de 15 a 20 gotas ao dia. Pode-se tomar a própolis diluída em água, chá, leite ou suco (1/2 copo).

Dor de garganta: usar duas a três vezes o jato de *spray* diretamente na garganta até que a condição se normalize, ou gargarejar na mesma frequência com extrato de própolis.

Dor de ouvido: pingue duas a três gotas de extrato de própolis alcoólico no ouvido e massageie bem até a condição ser debelada.

Gripe: segundo o Michigan Medicine, a maioria dos produtores recomenda 500mg (2 cápsulas) uma ou duas vezes ao dia.

Enxaguantes bucais e uso oral: C. Leigh Broadhusrt, autora do livro *User's Guide to Propolis, Royal Jelly, Honey, & Bee Pollen (Basic Health Publications)*, sugere: "Se voce não achar com própolis à venda, adicione um frasco de extrato de própolis alcoólico a um recipiente de qualquer colutório disponível para prevenção de doenças de gengiva e de acúmulo de placa bacteriana na boca".

Herpes simplex: usar um unguento de própolis sobre as lesões 4 vezes ao dia por 10 dias, até observar-se a cicatrização completa das lesões ulcerosas.

Herpes genital: segundo o Michigan Medicine, deve-se usar unguento de própolis nas lesões 4 vezes ao dia.

Higiene bucal: dilua 5 gotas em 5 colheres (sopa) de água, obtendo assim um bom higienizador tanto para escovação como para bochecho.

Infecções respiratórias: C. Leigh Broadhusrt recomenda ingerir de 4 a 8 gramas de própolis por dia para tratar infecções respiratórias. "Durante os meses de pico de resfriados e gripes, eu uso 500mg (meio grama) de própolis por dia como uma medida preventiva", diz.

Infecções e inflamações da boca: R. Krel, autor do livro *Value-added Products from Beekeping* (Food and Agriculture Organization of the United Nations), recomenda dissolver na boca vagarosamente 3 a 4 tabletes de própolis ao dia até a condição ser controlada.

Limpeza de pele: usar 1 colher (sopa) de argila, uma colher (sopa) de mel e 15 gotas de extrato de própolis, fazer esfoliação e enxaguar a pele a seguir.

Problemas respiratórios: podem ser colocadas algumas gotas de própolis em água fervida e fazer inalações com o vapor.

Rejuvenescimento da pele: adicionar algumas gotas de própolis (alcoólico) no creme facial de sua preferência.

Condições inflamatórias crônicas e agudas: siga a sugestão da autora do livro *Propolis, Royal Jelly, Honey, and Bee Pollen*, C. Leigh Broadhurst: nos casos de artrite, tendinite e asma sugere-se o uso de duas cápsulas ao dia. Essa dosagem, no entanto, não irá proporcionar alívio imediato da dor e sintomas.

Lesões esportivas, picadas, torções, sinusite e rinite alérgica: use 4 a 7 gramas (ou 4 a 7 dosagens de medidores de gota) de 3 a 6 dias ou até a melhora da condição.

Mofo no ambiente: utilize própolis diluída em água num aromatizador de cerâmica. Aplique de 15 a 20 gotas periodicamente para sanitização do ar no combate a bactérias, vírus e fungos.

Interação medicamentosa e fitoterápica

Alguns extratos líquidos de própolis contendo álcool podem produzir náuseas se ingeridos ao mesmo tempo com metronidazol ou disulfiram (usado no tratamento de alcoolismo). Existem estudos também sugerindo efeitos sinergísticos (em conjunto) da própolis quando associados a alguns antibióticos (amoxicilina, ampicilina), o que significa que a associação da própolis com esses antibióticos potencializa a eficácia dos mesmos (portanto não misture sem consultar seu médico).

A própolis também pode interagir com ervas e suplementos, tais como anticoagulantes, antimicrobianos, imunoestimulantes, imunossupressores e agentes contra osteoporose.

Reações alérgicas

Existem diversos casos de reações alérgicas à própolis descritas na literatura médica. Os efeitos indesejados mais comuns são irritações da pele e coceira. A toxicidade da própolis é rara, e estudos de laboratório, em modelos animais e em humanos, sugerem que o seu uso é seguro. Contudo, universalmente não é incomum relatos de reações alérgicas provenientes dos mais diferentes tipos de alimentos, produtos químicos e até mesmo nas mudanças de estação em algumas pessoas. Isso significa que alguns indivíduos têm propensão a desenvolver quadros quando expostos ao alérgeno. Portanto é prudente utilizar a própolis em pequenas quantidades nos primeiros dias e aumentar a quantidade gradualmente para testar a compatibilidade da substância.

Sabe-se também que o bálsamo-do-peru (óleo bálsamo), assim como a própolis, pode causar reações alérgicas em alguns indivíduos. Portanto, deve-se evitar o uso conjunto dessas substâncias em pessoas que têm propensão a quadros alérgicos. Se aparecerem reações alérgicas consulte seu médico.

Uso da própolis durante a gravidez/amamentação

Não existe evidência científica para recomendar o uso da própolis durante a gravidez ou no período de amamentação. Boa parte dos extratos de própolis líquidos contém álcool, devendo ser evitados durante o período de gestação. No entanto hoje em dia existem extratos de própolis líquidos à base de água, que podem ser ingeridos durante a gravidez desde que com acompanhamento médico.

Finalmente, outro aspecto importante é a origem da própolis e o seu controle de qualidade. Portanto sempre leia a bula da preparação de própolis e certifique-se da qualidade do produto.

Posfácio
Uma conclusão em aberto

Estamos acostumados a ouvir amigos e parentes, a ler nos jornais e nas mídias sociais, bem como nos meios eletrônicos, como rádio e televisão, depoimentos sobre a própolis falando de suas ações terapêuticas. No capítulo *Dez relatos de usos possíveis*, buscamos dar alguns exemplos dessa prática.

A nossa proposta ao longo desta obra, no entanto, foi a de orientar nosso leitor no sentido de tentar usufruir da própolis com conhecimento de causa, desde a sua produção até o consumo. O intuito é que o uso dos produtos que promovem a saúde e o bem-estar seja sempre feito com suporte de material científico, elaborado por meio de pesquisa séria, mas ao alcance do leitor.

Isso é acima de tudo importante no contexto de um produto natural usado universalmente na medicina alternativa e na medicina popular.

De toda forma, temos consciência de que saúde é algo complexo. A proposta adotada pela Organização Mundial de Saúde, por exemplo, a define como "um estado de completo bem-estar físico, mental e social e não somente ausência de afecções e enfermidades". Ainda que seja alvo de críticas, por ser um ideal elevado de ser atingido, o fato é que é preciso ter em mente que o consumo de alimentos e produtos naturais, bem como a prática de atividade física, tem relação com a melhoria do estado físico do indivíduo.

Ainda assim, há outros elementos que são vitais para o equilíbrio emocional, mental e social. Isso posto, caso se note alguma alteração, é sempre recomendado consultar um especialista, seja ele um médico que cuidará do corpo ou um psicólogo ou psiquiatra que cuidará dos aspectos psicológicos e/ou mentais, conforme a necessidade. Acima de tudo, é preciso compreender que o ser humano também faz parte da natureza, isto é, ele também precisa se ver e ser visto em relação com seu meio ambiente, seja ele parte de seu mundo natural como também relacional, isto é, sua família, seus amigos, sua comunidade, o local onde trabalha, enfim, a sociedade em que vive.

Essas esferas podem incluir, para os que acreditam, também o campo da espiritualidade, em suas variadas formas. Além disso, inclui o do serviço, no sentido de que o ser humano auxilia com os recursos que tiver disponíveis, como seu tempo livre, ações focadas no benefício comunitário ou humanitário. É o conjunto dessas esferas que faz com que o ser humano se sinta pertencente e ativo, como um indivíduo, nos vários campos possíveis de atuação. Mas o primeiro pilar, não raro, é se sentir bem fisicamente. Essa base, para a qual a própolis tem se revelado tão salutar, é a fundação de uma vida plena, longeva e feliz.

Adendo
Os principais estudos científicos

O objetivo deste adendo é o de apresentar uma ficha técnica de 42 estudos dos efeitos da própolis em humanos. Essa ficha técnica incluirá a condição estudada, o tipo de estudo (antes e depois, comparativo ou ensaio clínico randomizado), ano em que o estudo foi conduzido, país, tratamento para o grupo da própolis (número (n) de participantes), tratamento para o grupo controle (número (n) de participantes) e a conclusão do estudo.

1) Úlceras (feridas) no pé em pacientes diabéticos
Tipo de estudo: Comparativo
Ano: 2014
País: Austrália
Grupo própolis (n=24): Aplicação de gel de própolis 1 vez por semana por 6 semanas.
Grupo controle (n=80): Tratamento convencional.
Conclusão: Cicatrização mais rápida das feridas nos pés no grupo da própolis.

2) Cervicite aguda, vaginite e ulceração (ferida) do colo do útero

Tipo de estudo: Comparativo
Ano: 1995, 1996
País: Cuba
Grupo própolis (n=20): Aplicação de tintura de própolis (5%) 1 vez por dia de 7 a 10 dias.
Grupo controle (n=20): Tratamento convencional.
Conclusão: Resultados superiores no grupo da própolis com eliminação de exudato (corrimento) e cicatrização do colo do útero.

3) Feridas faciais (no rosto)

Tipo de estudo: antes e depois
Ano: 1997
País: Cuba
Grupo própolis (n=10): Aplicação de tintura de própolis (5%) 1 vez por dia por 7 dias.
Conclusão: Cicatrização total das feridas da face após 7 dias (somente 1 paciente precisou de 13 dias para cicatrização total das feridas da face).

4) Úlceras crônicas (vascular, diabetes)

Tipo de estudo: antes e depois
Ano: 2007
País: Brasil
Grupo própolis (n=20): Aplicação de pomada de própolis 1 vez por dia por 20 semanas.
Conclusão: Cicatrização total das feridas crônicas em média após 13 semanas.

5) Cárie dental

Tipo de estudo: ensaio clínico randomizado
Ano: 2000
País: Cuba
Grupo própolis (n=24): Creme dental de própolis por 18 meses (10 ciclos de escovação = 21 dias de escovação diárias por mês).
Grupo controle (n=19): Creme dental sem ingrediente ativo pelo mesmo período.
Conclusão: Houve uma redução significativa no número de cáries no grupo da própolis quando comparado com o grupo controle.

6) Estomatite aftosa (afta na boca)

Tipo de estudo: estudo comparativo
Ano: 2007
País: Cuba
Grupo própolis (n=66): Aplicação de tintura de própolis (5%) 1 vez ao dia até 7 dias.
Grupo controle (n=160): Tratamento convencional.
Conclusão: Eliminação das aftas e seus sintomas (dor) no grupo da própolis em até 3 dias (alguns casos em até 7 dias), diferentemente do grupo controle, que levou de 7 a 10 dias para o desaparecimento das aftas e seus sintomas.

7) Ação contra bactérias na saliva que causam cárie dental

Tipo de estudo: antes e depois
Ano: 2007
País: Brasil

Grupo própolis (n=41): Bochecho com geoprópolis 3 vezes ao dia por 7 dias.
Conclusão: Redução dos níveis na saliva de bactérias que causam cárie dental em 50% (metade) dos pacientes.

Tipo de estudo: ensaio clínico randomizado
Ano: 2013
País: Brasil
Grupo própolis (n=20): Bochecho de própolis sem álcool (2%). 15ml por 45 segundos 2 vezes ao dia por 28 dias.
Grupo controle (n=40): Bochecho de clorexidina, bochecho placebo (sem ingrediente ativo).
Conclusão: Grupo da própolis reduziu de maneira significante os níveis em saliva de bactérias que causam cárie dental quando comparado com os grupos controle.

Tipo de estudo: antes e depois
Ano: 2015
País: Índia
Grupo própolis (n=30): Pasta de dente com própolis 1 vez ao dia por 3 minutos por 4 semanas.
Conclusão: Escovação com pasta de dente com própolis reduziu de maneira significativa os níveis em saliva de bactérias que causam cárie.

8) Parotidite bacteriana recorrente (inchaço da parótida) em crianças
Tipo de estudo: antes e depois
Ano: 2009
País: Cuba

Grupo própolis (n=12): Bochecho de própolis (5%) por 2 minutos 1 vez ao dia por 30 dias, 30 dias de descanso, novo ciclo por 30 dias com bochecho de própolis.
Conclusão: Após 6 meses 8 pacientes estavam curados e 4 pacientes demonstraram melhora sem a necessidade de antibióticos.

9) **Alveolite dentária (demora na cicatrização do alvéolo após extração do dente)**
Tipo de estudo: estudo comparativo
Ano: 2012
País: Cuba
Grupo própolis (n=30): Aplicação de tintura de própolis (5%).
Grupo controle (n=60): Tratamento convencional.
Conclusão: Eliminação dos sintomas em 60% dos pacientes após 3 dias no grupo da própolis, enquanto o grupo controle levou de 5 a 7 dias para o desaparecimento dos sintomas.

10) **Esteato-hepatite não alcoólica (doença hepática gordurosa não alcoólica)**
Tipo de estudo: ensaio clínico randomizado
Ano: 2014
País: Cuba
Grupo própolis (n=20): Ingestão de 6ml de solução de própolis vermelha (5%) diluída em água 2 vezes ao dia por 1 ano.
Grupo controle (n=20): Ingestão de solução placebo diluída em água 2 vezes ao dia por 1 ano.
Conclusão: O uso contínuo de uma solução de própolis vermelha por 1 ano no grupo da própolis foi eficaz na

regressão de indicadores da doença hepática gordurosa não alcoólica, assim como na diminuição do colesterol (LDL) e de triglicerídeos.

11) Diabetes tipo 2

Tipo de estudo: ensaio clínico randomizado
Ano: 2017
País: Irã
Grupo própolis (n=33): 3 pílulas de própolis (300 x 3=900mg) ao dia por 3 meses.
Grupo controle (n=33): 3 pílulas placebo (300 x 3=900mg) ao dia por 3 meses.
Conclusão: Houve uma diminuição significativa nos níveis de glicemia em jejum e hemoglobina A1c assim como influência positiva nos níveis de colesterol no grupo da própolis quando comparado com o grupo controle.

Tipo de estudo: ensaio clínico randomizado
Ano: 2016
País: Estados Unidos
Grupo própolis (n=24): Tratamento de gengiva (raspagem periodontal), mais a ingestão de 1 pílula de própolis (400mg) ao dia por 6 meses.
Grupo controle (n=26): Tratamento de gengiva (raspagem periodontal), mais a ingestão de 1 pílula placebo ao dia por 6 meses.
Conclusão: Houve uma diminuição significativa nos níveis de glicemia em jejum, hemoglobina A1c e carboximetil lisina sérica no grupo da própolis quando comparado com o grupo controle.

Tipo de estudo: ensaio clínico randomizado
Ano: 2018
País: China
Grupo própolis (n=31): ingestão de 1 pílula de própolis (900mg) ao dia por 18 semanas.
Grupo controle (n=30): tratamento convencional.
Conclusão: Houve uma diminuição significativa nos níveis de parâmetros de antioxidantes medidos no sangue no grupo da própolis.

12) Periodontite Crônica (doença de gengiva com destruição de osso)

Tipo de estudo: ensaio clínico randomizado
Ano: 2016
País: Estados Unidos
Grupo própolis (n=24): Tratamento de gengiva (raspagem periodontal), mais a ingestão de 1 pílula de própolis (400mg) ao dia por 6 meses.
Grupo controle (n=26): Tratamento de gengiva (raspagem periodontal), mais a ingestão de 1 pílula placebo ao dia por 6 meses.
Conclusão: Houve uma melhora significativa da periodontite no grupo da própolis quando comparado ao grupo controle.

13) Inflamação da gengiva (com sangramento)

Tipo de estudo: ensaio clínico randomizado
Ano: 2014
País: Brasil
Grupo própolis (n=20): Bochecho com própolis (2%) 2 vezes ao dia por 28 dias.

Grupo controle (n=40): Bochecho com placebo ou clorexidina (0,12%) 2 vezes ao dia por 28 dias.

Conclusão: Houve melhora nos níveis de inflamação da gengiva em adultos com menos de 40 anos de idade para o grupo da própolis quando comparados com os grupos da clorexidina e placebo.

Tipo de estudo: ensaio clínico randomizado
Ano: 2014
País: Brasil
Grupo própolis (n=21): Bochecho com própolis (2%) 2 vezes ao dia por 21 dias.
Grupo controle (n=21): Bochecho com flúor/CPC (0.05%) 2 vezes ao dia por 21 dias.
Conclusão: Houve uma melhora equivalente para ambos os grupos nos níveis de inflamação da gengiva.

14) Estomatite (candidíase) pelo uso de dentaduras

Tipo de estudo: ensaio clínico randomizado
Ano: 2017
País: Brasil
Grupo própolis (n=20): gel de própolis (2%) 1 vez ao dia por 2 semanas.
Grupo controle (n=20): gel de miconazole (2%) 1 vez ao dia por 2 semanas.
Conclusão: Houve uma diminuição significativa em ambos os grupos nos sintomas de candidíase com uma taxa de cura de aproximadamente 70% dos pacientes após 2 semanas.

15) Estomatite aftosa recorrente (afta na boca)

Tipo de estudo: ensaio clínico randomizado
Ano: 2017
País: Espanha
Grupo própolis (n=25): Cauterização com própolis 2 vezes ao dia por 21 dias.
Grupo controle (n=100): Cauterização com nitrato de prata, extrato de ruibarbo, extrato de nozes e placebo 2 vezes ao dia por 21 dias.
Conclusão: o tempo médio de cicatrização para o grupo placebo foi de 9 dias enquanto nos demais grupos o tempo médio de cicatrização foi de 7 a 8 dias.

Tipo de estudo: ensaio clínico randomizado
Ano: 2014
País: Macedônia
Grupo própolis (n=10): *Spray* de própolis 3-4 vezes por dia por 8 dias.
Grupo controle (n=10): *Spray* placebo 3-4 vezes por dia por 8 dias.
Conclusão: Houve uma diminuição da dor e da área da afta mais eficaz no grupo da própolis quando comparado com o grupo controle.

Tipo de estudo: ensaio clínico randomizado
Ano: 2009
País: China
Grupo própolis (n=76): Extrato de própolis 2 vezes por dia por 7 dias.

Grupo controle (n=76): Extrato placebo 2 vezes por dia por 7 dias.
Conclusão: Diminuição da dor e da área da afta superior no grupo da própolis quando comparado com o grupo controle.

Tipo de estudo: ensaio clínico randomizado
Ano: 2007
País: Estados Unidos
Grupo própolis (n=10): Cápsula de própolis 1 vez ao dia por 6 meses.
Grupo controle (n=9): Cápsula de placebo 1 vez ao dia por 6 meses.
Conclusão: Diminuição de surtos de afta e melhora na qualidade de vida no grupo da própolis quando comparado com o grupo controle.

16) Infecção por fungos (mucosite) causada por radiação para tratamento de câncer
Tipo de estudo: antes e depois
Ano: 2014
País: Brasil
Grupo própolis (n=24): Gel de própolis (5%) 3 vezes ao dia por 2 semanas (começando 1 dia antes do início do tratamento).
Conclusão: 20 de 24 pacientes não desenvolveram mucosite após serem submetidos a radiação para tratamento de câncer.

17) Otite média (dor de ouvido) em crianças
Tipo de estudo: ensaio clínico randomizado
Ano: 2010

País: Itália

Grupo própolis (n=61): Solução (líquido) de própolis e zinco 1 vez por dia por 3 meses, e eliminação de fatores de risco ambientais (fumo passivo, chupeta, ir à escola em período integral).

Grupo controle (n=61): Eliminação de fatores de risco ambientais.

Conclusão: Houve uma redução significativa do número de episódios de otite média no grupo da própolis quando comparado com o grupo controle.

18) Verrugas

Tipo de estudo: ensaio clínico randomizado
Ano: 2009
País: Egito
Grupo própolis (n=45): ingestão diária de solução (líquido) de própolis por 3 meses.
Grupo controle (n=90): ingestão diária de solução (líquido) de equinácia ou placebo por 3 meses.
Conclusão: Após 3 meses 75% dos pacientes do grupo da própolis estavam curados, resultados estes muito superiores aos pacientes dos grupos controle.

19) Infecções do trato respiratório em crianças (febre, nariz escorrendo, tosse durante o dia e noite frequente)

Tipo de estudo: ensaio clínico randomizado
Ano: 2004
País: Israel
Grupo própolis (n=215): ingestão 2 vezes ao dia de solução de própolis + equinácea + vitamina C por 12 semanas.

Grupo controle (n=215): ingestão 2 vezes ao dia de solução de placebo por 12 semanas.

Conclusão: Após 12 semanas o número total de dias que uma criança ficou doente e a duração individual dos episódios de doença foi significativamente menor no grupo da própolis quando comparado com o grupo controle.

20) Asma

Tipo de estudo: estudo comparativo

Ano: 2003

País: Egito

Grupo própolis (n=22): ingestão 1 vez ao dia de solução de própolis por 2 meses.

Grupo controle (n=24): ingestão 1 vez ao dia de solução placebo por 2 meses.

Conclusão: Após 2 meses no grupo da própolis o número de crises noturnas de asma diminuiu, houve uma melhora significativa nas funções pulmonares, e uma diminuição dos níveis de mediadores inflamatórios, quando comparado com o grupo controle.

21) Vaginite (recorrente e aguda)

Tipo de estudo: antes e depois

Ano: 2005

País: Áustria

Grupo própolis (n=54): ducha vaginal com solução aquosa de própolis (5%) diariamente por 7 dias.

Conclusão: Mais de 87% das pacientes tiveram melhora após o tratamento com própolis. Esses resultados perduraram em 61% das pacientes por até 6 meses.

Tipo de estudo: ensaio clínico randomizado
Ano: 2016
País: Irã
Grupo própolis (n=23): creme vaginal de própolis (3 gramas) diariamente por 7 dias.
Grupo controle (n=50): gel vaginal de metronidazole (antibiótico) diariamente por 7 dias.
Conclusão: As pacientes do grupo da própolis tiveram uma diminuição dos sintomas da vaginite (e consequente atividade antibacteriana comprovada) superior ao do grupo controle.

22) Queimadura de segundo grau
Tipo de estudo: estudo comparativo
Ano: 2002
País: Brasil
Grupo própolis (n=23): pomada de própolis inicialmente e a cada 3 dias.
Grupo controle (n=23): pomada de sulfadiazina de prata inicialmente e a cada 3 dias.
Conclusão: Os pacientes do grupo da própolis tiveram uma cicatrização mais rápida das queimaduras do que o grupo controle.

23) Varicose na perna com úlcera (ferida)
Tipo de estudo: ensaio clínico randomizado
Ano: 2013
País: Polônia
Grupo própolis (n=28): pomada de própolis + lavagem com solução de cloreto de sódio + compressão variando de 7 a 42 sessões.

Grupo controle (n=28): lavagem com solução de cloreto de sódio + compressão variando de 28 a 102 sessões.

Conclusão: A cicatrização completa das feridas se deu em 6 semanas para o grupo da própolis, ao contrário do grupo controle onde a cicatrização completa das feridas se deu após 16 semanas.

24) Herpes genital

Tipo de estudo: ensaio clínico randomizado
Ano: 2000
País: Ucrânia
Grupo própolis (n=30): pomada de própolis 4 vezes ao dia por 10 dias.
Grupo controle (n=60): pomada de aciclovir (n=30) e pomada placebo (n=30) 4 vezes ao dia por 10 dias.
Conclusão: A pomada contendo própolis foi mais eficaz do que as pomadas de aciclovir e placebo na cicatrização das feridas genitais por herpes e na redução dos sintomas locais.

25) Estímulo da resposta imunológica

Tipo de estudo: antes e depois
Ano: 1999
País: Alemanha
Grupo própolis (n=10): 2 capsulas de própolis (500mg) pela manhã por 13 dias.
Conclusão: Houve um aumento significativo na capacidade de produção de marcadores imunológicos após 13 dias de ingestão da própolis.

26) Cicatrização de feridas cirúrgicas na boca
Tipo de estudo: estudo comparativo
Ano: 1994
País: Brasil
Grupo própolis (n=9): bochecho de solução de própolis (5%) 5 vezes ao dia por 7 dias após a cirurgia.
Grupo controle (n=18): pacientes não fizeram nada (n=9) e bochecho de solução de álcool (5%) 5 vezes ao dia por 7 dias após a cirurgia.
Conclusão: Verificou-se uma pequena melhora na cicatrização das feridas no grupo da própolis 45 dias após a cirurgia quando comparados com os grupos controle.

27) Giardíase (parasitas)
Tipo de estudo: estudo comparativo
Ano: 1988
País: Cuba
Grupo própolis (n=69): ingestão de extrato de própolis (10% a 30%) por 5 dias.
Grupo controle (n=69): ingestão de tinidazol por 5 dias.
Conclusão: A taxa de cura foi de 52% para as crianças (extrato de própolis a 10%), 40% para os adultos (extrato de própolis a 20%) e 60% para os adultos ingerindo própolis a 30%. Nos participantes ingerindo tinidazole a taxa de cura foi de 40%.

28) Infecção urinária recorrente em mulheres (cistite)
Tipo de estudo: estudo antes e depois
Ano: 2017

País: Itália

Grupo própolis (n=100): 1 sachê de arando-vermelho + própolis + D-manose por dia nos primeiros 10 dias do mês por 3 meses.

Conclusão: Das 100 participantes, 92 tiveram cura completa dos sinais e sintomas de cistite.

29) Tratamento de psoríase

Tipo de estudo: estudo antes e depois

Ano: 2018

País: Egito

Grupo própolis (n=857): creme à base de própolis (50%) e babosa (3%) por 12 semanas.

Conclusão: Em 86% dos participantes, 62% tiveram resultados excelentes e 24% bons resultados após 12 semanas.

30) Tratamento de onimicose (micose de unha)

Tipo de estudo: estudo antes e depois

Ano: 2018

País: Brasil

Grupo própolis (n=16): duas gotas de extrato de própolis duas vezes ao dia por dois meses nas unhas com micose.

Conclusão: 9 de 16 participantes apresentaram cura completa, e 5 de 16 participantes apresentaram cura parcial.

31) Cicatrização após tonsilectomia (remoção de tonsilas ou amigdalas – bolinhas de mau cheiro)

Tipo de estudo: ensaio clínico randomizado

Ano: 2017

País: Coreia do Sul
Grupo própolis (n=65): gel de própolis após a cirurgia e bochecho de própolis por 10 dias.
Grupo placebo (n=65): gel e bochecho placebo.
Conclusão: redução significante de dor e hemorragia no grupo própolis, assim como cicatrização mais rápida após 10 dias quando comparado com o grupo placebo.

32) Efeitos da própolis na inflamação sistêmica e no declínio cognitivo em pacientes idosos vivendo em alta altitude

Tipo de estudo: ensaio clínico randomizado
Ano: 2018
País: Tibete
Grupo própolis (n=30): cápsulas com própolis (1 grama por dia) por 24 meses.
Grupo placebo: (n=30): cápsulas placebo (1 grama por dia) por 24 meses.
Conclusão: Ingestão de própolis por mais de 12 meses protegeu contra o declínio cognitivo e promoveu paralelamente a redução de inflamação sistêmica.

33) Comparação do uso de batom de própolis com pomada de aciclovir na cicatrização de lesões de herpes labial

Tipo de estudo: ensaio clínico randomizado
Ano: 2017
País: República Tcheca
Grupo própolis (n=189): batom de própolis 5 vezes ao dia por 10 dias.
Grupo controle (n=190): pomada de aciclovir 5 vezes ao dia por 10 dias.

Conclusão: o tempo médio para cicatrização das lesões de herpes labial no grupo da própolis foi de 4 dias, e para o grupo controle 5 dias.

34) *Spray* nasal de própolis no tratamento de rinite aguda e gripe em crianças

Tipo de estudo: estudo antes e depois
Ano: 2017
País: Espanha
Grupo própolis (n=14): *spray* nasal de própolis três vezes ao dia por 7 dias.
Conclusão: Após 7 dias nenhuma das crianças apresentou sintomas de rinite aguda ou gripe.

35) Efeito da própolis no tratamento de líquen plano

Tipo de estudo: estudo comparativo
Ano: 2018
País: Índia
Grupo própolis (n=12): gel de própolis 3 vezes ao dia por 15 dias.
Grupo controle (n=15): aplicação de triancinolona acetanida 3 vezes ao dia por 15 dias.
Conclusão: ambos os grupos foram comparáveis na redução de dor e de eritemas (lesão de líquem plano) após 15 dias.

36) Efeitos de um xarope de própolis na esofagite de pacientes em tratamento com radiação e quimioterapia para câncer do pulmão

Tipo de estudo: estudo comparativo
Ano: 2018
País: Itália

Grupo própolis (n=45): xarope de própolis (Faringel).
Grupo controle (n=55): nenhum tratamento.
Conclusão: Esofagite foi retardada no grupo que ingeriu o xarope de própolis.

37) Efeitos de pasta de dente com própolis e óleo de *tea tree* na placa dental bacteriana e na saúde gengival

Tipo de estudo: estudo comparativo
Ano: 2017
País: Polônia
Grupo própolis (n=25): escovação com pasta de dente com própolis e óleo de *tree tea* 2 vezes ao dia por 28 dias.
Grupo placebo (n=26): escovação com pasta de dente sem os ingredientes ativos 2 vezes ao dia por 28 dias.
Conclusão: O grupo da própolis foi superior ao grupo placebo na redução de acúmulo de placa dental e de sangramento gengival.

38) Tratamento de mucosite oral após quimioterapia para câncer de mama

Tipo de estudo: estudo comparativo
Ano: 2017
País: Itália
Grupo própolis (n=30): bochecho com extrato de própolis e bicarbonato de sódio por 21 dias.
Grupo controle (n=30): bochecho com bicarbonato de sódio por 21 dias.
Conclusão: O grupo da própolis foi superior ao grupo placebo não havendo aparecimento de mucosite durante o período de observação do estudo (6 meses).

39) Tratamento da doença renal crônica
Tipo de estudo: ensaio clínico randomizado
Ano: 2019
País: Brasil
Grupo própolis (n=18): própolis 500mg/dia por 12 meses.
Grupo controle (n=14): placebo 500mg/dia por 12 meses.
Conclusão: O grupo própolis teve uma redução significativa da proteinúria em pacientes renais crônicos de etiologia diabética e não diabética quando comparado com o grupo placebo.

40) Tratamento de pacientes com diabetes tipo 2
Tipo de estudo: ensaio clínico randomizado
Ano: 2019
País: Irã
Grupo própolis (n=31): própolis 1500mg/dia por 2 meses.
Grupo controle: (n=31): placebo 1500mg/dia por 2 meses.
Conclusão: O grupo própolis teve uma melhora significativa no controle glicêmico, na resistência à insulina e na capacidade antioxidante quando comparado com o grupo placebo.

41) Desintoxicação de marcadores de tabaco na urina em fumantes
Tipo de estudo: ensaio clínico randomizado
Ano: 2019
País: Coreia do Sul
Grupo própolis (n=10): própolis 600mg/dia por 4 semanas.
Grupo controle A (n=10): babosa 600mg/dia por 4 semanas.
Grupo controle B (n=10): babosa 420mg-própolis 180mg/dia por 4 semanas.

Grupo controle C (n=10): fumantes que não receberam terapia.

Conclusão: O *grupo própolis* e os grupos controle A e B estimularam de maneira significativa a excreção de marcadores de tabaco em fumantes quando comparados com o grupo controle C.

42) Tratamento de herpes labial

Tipo de estudo: ensaio clínico randomizado

Ano: 2019

País: Eslováquia

Grupo própolis (n=199): própolis creme labial a 0,5% 5 vezes ao dia por 3 dias.

Grupo controle (n=198): aciclovir creme labial a 5% 5 vezes ao dia por 4 dias.

Conclusão: O grupo própolis foi mais eficaz no tratamento do herpes labial do que o grupo controle.

Sites para consulta científica sobre a própolis

Aqui você encontra uma série de sites com dicas seguras para obtenção de produtos à base de própolis que possuem controle de qualidade adequados. Lembre-se de que a própolis não requer prescrição médica, mas na dúvida consulte um profissional da saúde.

Sites para se obter a literatura citada sobre a própolis

pubmed.com

scielo.org

Sites produtos à base de própolis (Brasil)

apisflora.com.br

apiarioflorin.com.br

br.iherb.com/search?kw=propolis

farmaciaeficacia.com.br/propolis

hayashipropolis.com.br

herbarium.com.br

kingsgelmelederivados.com

mnpropolis.com.br

natucentro.com.br

pharmanectar.com.br

polenectar.com

seivanatural.com.br/propolis

sunyata.com.br

uniflora.com.br

waxgreen.com.br

Sites produtos à base de própolis (mundo)

beehealthyfarms.com (Itália)

beehealthpropolis.com (Reino Unido)

bioshopromania.com/natural-products/propolis-en/ (Romênia)

comvita.com/purest-source/propolis/ (Nova Zelândia, mas disponível em vários *países*)

evergreennutrition.com/propolis-extract (Nova Zelândia)

germanfoods.org/german-food-facts/bees-royal-jelly-propolis/ (Alemanha) global.rakuten.com/en/store/kusuriyy/item/10002599 (Japão)

maduqueenbee.com (Indonésia)

manukahealth.co.nz (Nova Zelândia)

naturanectar.com/naturanectar/ (Estados Unidos)

redseal.co.nz (Nova Zelândia)

soin-et-nature.com/pt/1284-seleccao-propolis (França)

uniflora.us (Estados Unidos)

wangshibee.en.alibaba.com (China)

zhifengtang.com (China)

Sites para leitura resumida de matérias sobre a própolis

super.abril.com.br/saude/propolis-faz-bem-mesmo-veja-o-que-a-ciencia-tem-a-dizer/

minhavida.com.br/saude/materias/10818-propolis-assume-funcoes-de-remedio-natural-multiuso

g1.globo.com/bemestar/noticia/propolis-pode-ter-acoes-anti-inflamatoria-antibiotica-e-antioxidante.ghtml

em.com.br/app/noticia/agropecuario/2016/03/14/interna_agropecuario,743149/crise-economica-faz-crescer-o-uso-da-propolis-verde.shtml

www.ecycle.com.br/1506-extrato-de-propolis

Onde tudo começa, presentes da natureza..., a própolis cf. fig. 8, p. 98 do caderno iconográfico).

Caderno iconográfico

Figura 1A

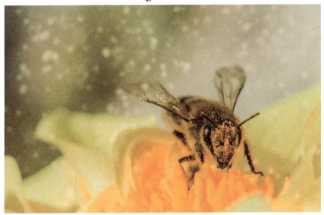

Figura 1B

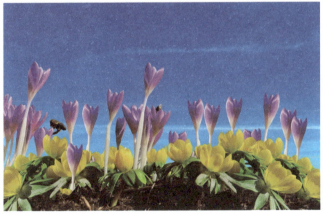

Figura 2A

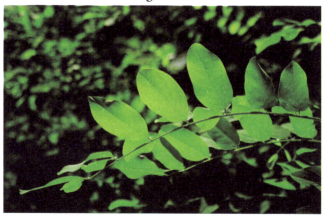

Figura 2B

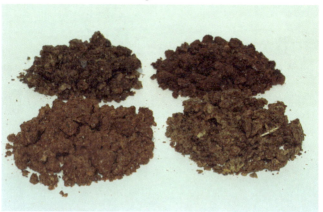

Figura 3A

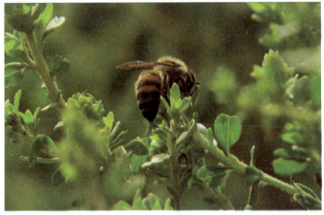

Figura 3B

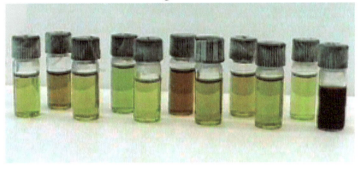

Figura 4A

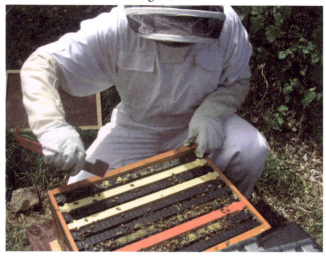

Figura 4B

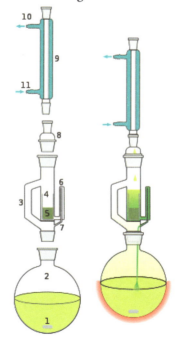

Figura 5A

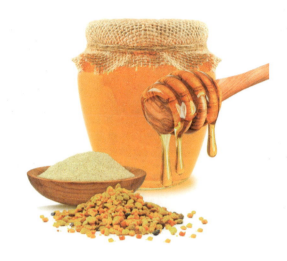

Figura 5B

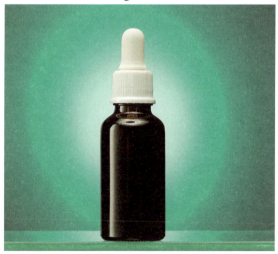

Figura 8

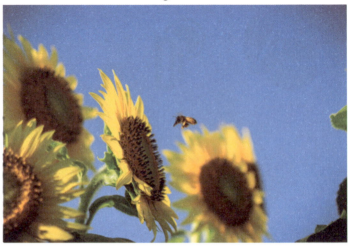

Figura 9

 Pastilhas

 Creme Facial

 Enxaguantes (bochechos)

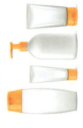 Cápsulas

 Loções

 Soluções (tintura diluída em água)

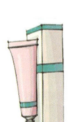 Pasta de dente

 Goma de mascar

 Pomada

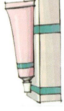 Bala

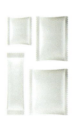 Pó (em sachês)

 Extrato (Tintura)

Figura 9A

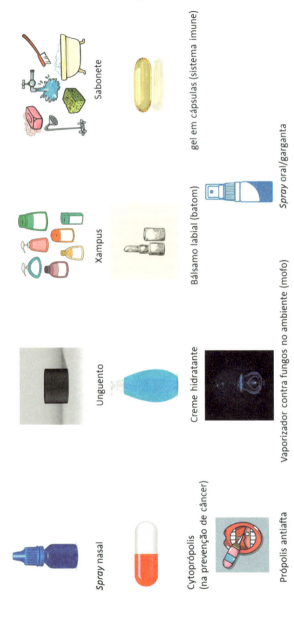

Coleção Medicina Alternativa

– *Câncer tem cura!*
Frei Romano Zago, OFM
– *A cura que vem dos chás*
Carlos Alves Soares
– *As plantas medicinais como alternativa terapêutica*
Carlos Alves Soares
– *As frutas que curam*
Carlos Alves Soares
– *Nutrição e fitoterapia – Tratamento alternativo através das plantas*
Eronita de Aquino Costa
– *Nutrição e frutoterapia – Tratamento alternativo através das frutas*
Eronita de Aquino Costa
– *Verduras e legumes que curam*
Carlos Alves Soares
– *Própolis – Muito além de um antibiótico natural*
Walter Bretz

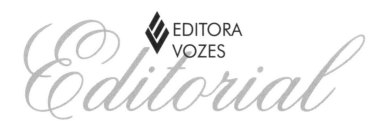

CULTURAL

Administração
Antropologia
Biografias
Comunicação
Dinâmicas e Jogos
Ecologia e Meio Ambiente
Educação e Pedagogia
Filosofia
História
Letras e Literatura
Obras de referência
Política
Psicologia
Saúde e Nutrição
Serviço Social e Trabalho
Sociologia

CATEQUÉTICO PASTORAL

Catequese
    Geral
    Crisma
    Primeira Eucaristia

Pastoral
    Geral
    Sacramental
    Familiar
    Social
    Ensino Religioso Escolar

TEOLÓGICO ESPIRITUAL

Biografias
Devocionários
Espiritualidade e Mística
Espiritualidade Mariana
Franciscanismo
Autoconhecimento
Liturgia
Obras de referência
Sagrada Escritura e Livros Apócrifos

Teologia
    Bíblica
    Histórica
    Prática
    Sistemática

REVISTAS

Concilium
Estudos Bíblicos
Grande Sinal
REB (Revista Eclesiástica Brasileira)

VOZES NOBILIS

Uma linha editorial especial, com importantes autores, alto valor agregado e qualidade superior.

VOZES DE BOLSO

Obras clássicas de Ciências Humanas em formato de bolso.

PRODUTOS SAZONAIS

Folhinha do Sagrado Coração de Jesus
Calendário de mesa do Sagrado Coração de Jesus
Agenda do Sagrado Coração de Jesus
Almanaque Santo Antônio
Agendinha
Diário Vozes
Meditações para o dia a dia
Encontro diário com Deus
Guia Litúrgico

CADASTRE-SE
www.vozes.com.br

EDITORA VOZES LTDA.
Rua Frei Luís, 100 – Centro – Cep 25689-900 – Petrópolis, RJ
Tel.: (24) 2233-9000 – Fax: (24) 2231-4676 – E-mail: vendas@vozes.com.br

UNIDADES NO BRASIL: Belo Horizonte, MG – Brasília, DF – Campinas, SP – Cuiabá, MT
Curitiba, PR – Fortaleza, CE – Goiânia, GO – Juiz de Fora, MG
Manaus, AM – Petrópolis, RJ – Porto Alegre, RS – Recife, PE – Rio de Janeiro, RJ
Salvador, BA – São Paulo, SP